高齢者のための糖尿病診療

Management of Diabetes Mellitus for Elderly

岩岡 秀明・栗林 伸一・髙瀬 義昌 著
岩田健太郎 監修・著

丸善出版

はじめに

　本書,『高齢者のための糖尿病診療』は既刊の『高齢者のための』シリーズ同様,高齢者の一般性と特殊性に着目しています.

　高齢者であろうと,そうでなかろうと,一般化できるものは一般化できます.そういうところでは「高齢者だから」という一種の言い訳で診療を変じる根拠はありません.

　他方,高齢者特有の問題ももちろん存在します.特に糖尿病は射程の長い疾患です.糖尿病診療の目指すものは,今日の血糖値をどうこうすることではありません

(それは,「手段」ではありますが「目的」ではありません).

　今の治療が未来にもたらすであろうアウトカムをもたらさんとする診療です.もちろん,高齢者にも射程も未来もありますが,それは例えば,小児や青少年や壮年期のそれとは異なるのが当然です.ここで糖尿病診療が高齢者において特殊な視点を必要とするのです.

　最重要なのは,そこで,「何が一般化可能で,何を特殊化するか」という視点です.本書がこれを明示化し,読者が妥当性の高い糖尿病診療を高齢患者に提供することを,心から祈りつつ序文といたします.

2019年1月

岩田　健太郎

著者紹介

監修・著者

岩田 健太郎

1997年島根医科大学医学部医学科卒業後，沖縄県立中部病院研修医，1998年米国セントルークス・ルーズベルト病院内科レジデント，2001年米国ベスイスラエル・メディカルセンター感染症フェロー，北京インターナショナルSOSクリニック家庭医を経て，2004年亀田総合病院感染症内科部長，総合診療感染症科部長となる．2008年より，神戸大学大学院医学研究科微生物感染症学講座感染治療学分野教授．著書に『極論で語る感染症内科』（丸善出版），『高齢者のための感染症診療』（丸善出版），他多数．

著者

岩岡 秀明

1981年千葉大学医学部卒業後，同大学第2内科入局．同大学医学部附属病院および国立柏病院にて内科臨床研修終了後，国立佐倉病院内科，成田赤十字病院内科等を経て，2002年4月より船橋市立医療センター代謝内科部長となる．2012年より千葉大学医学部臨床教授を併任．日本糖尿病学会専門医・指導医，日本内科学会総合内科専門医・指導医．著書に『ここが知りたい！糖尿病診療ハンドブック Ver.4』（中外医学社），『プライマリ・ケア医のための糖尿病診療入門』（日経BP社），他多数．

栗林 伸一

1980年千葉大学医学部卒業後，同大学第2内科入局．国保旭中央病院，新八柱台病院（副院長）を経て，1993年医療法人社団 三咲内科クリニック開設（院長・理事長）．全国臨床糖尿病医会理事・学術委員長，千葉県臨床糖尿病医会会長，日本糖尿病学会専門医，日本内科学会総合内科専門医．著書に『ここが知りたい！糖尿病診療ハンドブック Ver.4』（中外医学社），他多数．

髙瀬 義昌

1984年信州大学医学部卒業．東京医科大学大学院修了．麻酔科，小児科を経て，2004年訪問診察を中心とする医療法人社団 至高会 たかせクリニック開設（理事長）．在宅医療における認知症のスペシャリストとして厚生労働省推奨事業や東京都・大田区の地域包括ケア，介護関連事業の委員も数多く務める．日本プライマリ・ケア連合学会認定医，日本老年精神医学会専門医．厚生労働省高齢者医薬品適正使用ガイドライン作成ワーキンググループ構成員．昭和大学客員教授．著書に『認知症の治療とケア 第2版』（じほう），他多数．

目 次

第1部 総 論

1章 高齢者では,なぜ糖尿病が多いのか…？ 【岩岡　秀明】 2
1. 糖尿病は「国民病＋高齢者」に多い疾患である
2. 高齢者糖尿病の特徴（3つの掟）を踏まえる
3. 低血糖リスクのある薬はできるだけ使用しない

2章 高齢化にともなう合併症 【栗林　伸一】 7
1. 「老いは誰でも避けられない！」の理屈を知る
2. 足腰と口は生きる手段！　そのケアを欠かさずに
3. 認知症，うつ病はセルフケア能力を奪う，早期発見が肝心！
4. サポーターの存在が「鍵」，フレイル対策！

3章 糖尿病にともなう合併症 【栗林　伸一】 22
1. 糖尿病合併症は見逃さない！
2. 網膜症，腎症，神経障害ではなく，「眼の病気」「腎の病気」「神経の病気」と捉えて対応する
3. 患者の足にも注目，変化を見逃すな！
4. 感染症の重症化を防ぎ，癌も見逃さないようにしよう！

4章 高齢者糖尿病の血糖コントロール目標 【岩岡　秀明】 35
1. 推定余命10年以内の高齢者でも，急性感染症やHHSを考慮し，HbA1cは10％以下には抑えたい
2. 「高齢者糖尿病の血糖コントロール目標（HbA1c値）」に沿って，個別にコントロール目標を設定
3. 重症低血糖リスクがある薬剤（インスリン，SU薬，グリニド薬）使用時は，目標値の下限を下回らないように注意！

第2部 各 論

5章　高齢者糖尿病の外来診療　　　　　　　　　【栗林　伸一】　48
1. 初診では「意識障害」「自覚症状なし」「既往歴あり」に気をつける
2. 高齢者糖尿病においても，再診時の対応の優劣が治療成績を決定する

6章　高齢者糖尿病の病棟診療　　　　　　　　　【岩岡　秀明】　58
1. 入院後，早期にCGAを行い，患者ごとの糖尿病治療と退院支援を
2. 薬物療法では低血糖を起こさないことが最優先
3. 介護者による内服を考慮し，なるべく1日1回内服や1週間に1回内服を
4. インスリンを導入する場合は，血糖管理が安定したら
   「2回打ち」「1回打ち」と，ステップダウンする
5. シックデイ時の血糖値のみに応じた「単純なスライディング・スケール法」は，
   血糖管理をかえって不安定にする

7章　周術期の管理と注意点　　　　　　　　　　【岩岡　秀明】　70
1. 術前に「栄養状態」「脱水」「電解質」を評価し，改善や補正を行う
2. 術前の合併症の評価では，虚血性心疾患・腎機能・呼吸機能の評価が重要
3. 軽症の糖尿病患者でも高齢者の場合，術後に脱水と感染を併発すると，
   HHSの恐れあり
4. 特に大手術後でIVHを行う症例では，要注意！
5. 術後，栄養障害患者（BMI18未満）では，急激に栄養を補給すると，
   refeeding syndromeの恐れあり

8章　高齢者糖尿病の薬物療法　　　　　　　　　【岩岡　秀明】　75
1. 高齢者では「低血糖」と「腎機能低下」が薬剤選択のキモ
2. 高齢者では，SU薬はなるべく使用しない！
3. 75歳（原則）までは，禁忌でなければ「メトホルミン」
4. 76歳以上 and/or 腎不全の場合は，胆汁排泄型のDPP-4阻害薬
5. インスリンが必要な場合は，持効型インスリン（1回注射）と内服薬を併用
6. GLP-1受容体作動薬，特にデュラグルチドは週1回の注射でよい
   （低血糖リスクもなく，高齢者でも「OK」な薬剤）

9章　高齢者糖尿病の生活療法　【栗林　伸一】　86
1. 高齢者糖尿病の食事療法の目標は，減量にあらず，身体活動の維持を前提とすべし
2. とにかく用事をみつけて体を使うこと，高齢者糖尿病の運動療法
3. 生きがいをもってアクティブライフへ，社会参加を促そう！

10章　高齢者糖尿病と感染症対策　【岩田健太郎】　99
1. 「易感染性」の一言で思考停止に陥らない
2. 感染症は診断が大事
3. 高齢者に「急性発症」が起きた場合，感染症を考える
4. 菌を治療しない．病気を治療する
5. 抗菌薬の薬理学的属性を理解する
6. 基本的な予防策を

11章　高齢者糖尿病と癌　【岩岡　秀明】　106
1. 日本人糖尿病の死因1位の悪性新生物，2位の感染症に，高齢者では注意する
2. 2型糖尿病で，全癌，特に大腸癌，肝臓癌，膵臓癌のリスクが増加
3. 糖尿病治療薬の癌発症リスクは，ピオグリタゾン以外にはエビデンスなし
4. 糖尿病患者の癌治療では，がん専門病院よりも，糖尿病専門医もいる総合病院に紹介したほうがよい

12章　高齢者糖尿病のポリファーマシー問題と薬剤管理　【栗林　伸一】　113
1. 高齢者糖尿病への薬物処方は慎重に！
　　──5つのポイントを踏まえる
2. ポリファーマシーを解消しよう！
　　──背景にある問題点を探る
3. 認知症患者の服薬管理五箇条で有害事象を回避する
4. 院内スタッフ（CDEなど）の力を借りよう！

13章　高齢者糖尿病と認知症　　　　　　　　　　【髙瀬　義昌】124
1. 糖尿病患者の認知症発症リスクは2〜4倍
2. 糖尿病をともなう場合，遂行機能が障害されやすい
3. 治る認知症を見逃さない
4. とにかく低血糖を起こさない
5. BPSDへの対応は「薬1.5割，ケア8.5割」

14章　高齢者糖尿病の在宅ケア　　　　　　　　　【髙瀬　義昌】135
1. 2025年問題で，在宅医療は重要なミッションを担う
2. 在宅医療では厳重な血糖管理は不要！
 生活の傾向（くせ）をみつけ，生きる意欲を奪わない工夫を
3. 薬物療法のキモは「服薬アドヒアランス」「介護者の負担軽減」「有害事象回避」
4. 地域包括ケアにおけるチーム・モニタリングが大切

第3部　座談会

15章　座談会（臨床編）　　　　　　　　【岩田，岩岡，栗林，髙瀬】148
1. JDSは糖尿病薬使用に関する明確な指針を打ち出すべき
2. 薬物療法＋生活療法がよいアウトカムのコツ
3. 「何が人を変えるのか…？」のまなざしを養う
4. 昔はHbA1c 6.5％以下，今は「なるべく低血糖を起こさない」
5. 私はこう考える．HbA1c値の目安

16章　座談会（制度編）　　　　　　　　【岩田，岩岡，栗林，髙瀬】158
1. 非専門医に読まれるべき，ガイドラインを整備すべき
2. 新薬は飛びつかず，2年寝かせろ
3. 添付文書改訂の壁は，ポリファーマシーの遠因
4. CDE等の人を育て，糖尿病関連加算も活用する
5. 高齢者の「原則禁忌」には，例外あり
6. 施設向け「初期治療ガイドライン」を活用ください

つぶやきコラム一覧

- イワオカが，糖尿病専門医になったワケ　*6*
- それは老年症候群？「治せるか」「治せないか」の見極めを！　*16*
- 見逃したら大変，脳や心臓のトラブル！　*26*
- 糖尿病診療で役立つ語呂合わせ　*45*
- HbA1cと血糖値の解離　*69*
- 周術期の目標血糖値　*73*
- シックデイ・ルール　*80*
- 高齢者では腎機能の評価は外せない　*81*
- 高齢者糖尿病患者に役立つ無理のない食事指導　*87*
- 糖尿病をともなう認知症は非典型となりやすい　*129*

高齢者のための糖尿病診療

第 1 部

総 論

1 高齢者では，なぜ糖尿病が多いのか…？

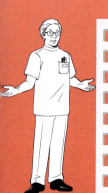

ここが大事！ 高齢者糖尿病の real point

1. 糖尿病は「国民病＋高齢者」に多い疾患である
2. 高齢者糖尿病の特徴（3つの掟）を踏まえる
3. 低血糖リスクのある薬はできるだけ使用しない

1. 糖尿病は「国民病＋高齢者」に多い疾患である

　厚生労働省の平成 28 年「国民健康・栄養調査結果」によると，糖尿病が強く疑われる人の割合*は，前期高齢者（65〜74 歳）で 18.7％，後期高齢者（75 歳以上）では 19.6％と報告されています．65 歳以上の方では，糖尿病が強く疑われる人が 5 人に 1 人と推定されます（表 1）[1]．ここが「糖尿病が国民病」といわれる所以です．

　同調査によると，糖尿病が強く疑われる成人の推計が 2016 年に 1,000 万人（「糖尿病の可能性が否定できない人」も含めると 2,000 万人），全糖尿病患者に占める高齢者の割合をみると，約 46％と推計されることから，糖尿病は，

「国民病＋高齢者」に多い疾患である

ことが頷けると思います．

---

*国民健康・栄養調査において，「糖尿病が強く疑われる人」とは，ヘモグロビン A1c（NGSP）の測定値があり，「インスリン注射または血糖を下げる薬の使用の有無」および「これまでに医療機関や健診で糖尿病といわれたことの有無」に回答した者のうち，ヘモグロビン A1c 値が 6.5％以上，または，「現在，糖尿病治療の有無」に「有」と回答した者．

高齢になると糖尿病になりやすい理由は，①「**加齢にともなうインスリン分泌の低下**」，②「**日常の活動量の減少にともなう筋肉量の減少**」，そして③「**肥満の増加**」などにより，**インスリン抵抗性が増大する**ことと考えられています．

表1　糖尿病が強く疑われる人の割合［文献1）より一部抜粋］

人　数		総　数		(再掲) 40歳以上		(再掲) 40〜74歳		(再掲) 65〜74歳		(再掲) 75歳以上	
		人数	%	人数	%	人数	%	人数	%	人数	%
総数	総　数	11,191	100.0	9,663	100.0	7,410	100.0	3,095	100.0	2,253	100.0
	糖尿病が強く疑われる人	1,434	12.1	1,421	14.0	971	12.2	599	18.7	450	19.6
	(再掲)　糖尿病が強く疑われる人のうち，服薬者*	776	54.8	775	55.0	514	53.9	325	55.2	261	57.3
	糖尿病の可能性が否定できない人	1,386	12.1	1,366	14.0	927	12.1	525	16.5	439	20.3
	上記以外	8,371	75.7	6,876	72.0	5,512	75.7	1,971	64.9	1,364	60.0
男性	総　数	4,582	100.0	3,995	100.0	3,032	100.0	1,355	100.0	963	100.0
	糖尿病が強く疑われる人	798	16.3	792	18.5	553	16.6	336	22.2	239	24.1
	(再掲)　糖尿病が強く疑われる人のうち，服薬者*	455	59.5	455	59.9	308	58.6	194	59.1	147	62.6
	糖尿病の可能性が否定できない人	547	12.2	536	13.7	363	11.7	201	15.1	173	19.9
	上記以外	3,237	71.5	2,667	67.8	2,116	71.7	818	62.7	551	56.0
女性	総　数	6,609	100.0	5,668	100.0	4,378	100.0	1,740	100.0	1,290	100.0
	糖尿病が強く疑われる人	636	9.3	629	10.8	418	9.3	263	15.7	211	16.2
	(再掲)　糖尿病が強く疑われる人のうち，服薬者*	321	49.1	320	49.2	206	48.3	131	50.5	114	51.1
	糖尿病の可能性が否定できない人	839	12.1	830	14.2	564	12.3	324	17.6	266	20.7
	上記以外	5,134	78.6	4,209	75.0	3,396	78.5	1,153	66.7	813	63.2

*「服薬者」とは，身体状況調査票の問診で「インスリン注射または血糖を下げる薬の使用の有無」に「有」と回答した者

2. 高齢者糖尿病の特徴（3つの掟）を踏まえる

❶ 掟，その1；個人差が大きい

　年齢を重ねると，肉体的，精神的，社会的な個人差が大きくなります．例えば，同じ年齢の糖尿病患者でも，糖尿病を発症した年齢も異なりますし，合併症の発症や進行などの状態もさまざまです（肉体的差異）．また，健康状態や糖尿病に対する理解度も個々に異なります（精神的差異）．

　家族との同居や独居，サポート体制なども1人ひとり違います．そして，患者自身が1人でできること，例えば，買い物や外出，入浴や食事の準備などにも差があります（社会的差異）．

❷ 掟，その2；低血糖や高血糖を起こしやすい

　一般的に年齢を重ねると，腎臓や肝臓の働きが低下してきます．**血糖降下薬による重症の低血糖**は，高齢であるからという理由だけでなく，高齢になると腎不全が併発しやすいため，そこに食事量の低下も大きく影響して起こってきます．そして「発熱」「下痢」「嘔吐」「食欲不振」「高熱」などの**シックデイ**（糖尿病患者におけるこのような症状を「シックデイ」と呼びます）は，重症の低血糖だけでなく，**高血糖を発症**してきます．

　また，**低血糖の自覚症状に気がつかないこともあります**．「動悸」「ふるえ」「冷汗」など典型的な低血糖症状だけでなく，「ふらふらする」「落ち着かない」「力が入らない」などの症状があれば，低血糖かもしれません．日常生活では，空腹時に入浴を避けるようにしましょう．いわずもがな，空腹時は低血糖になりやすいためです．

　高齢者糖尿病の difference point
　▷ 高齢者では「血糖降下薬による重症低血糖」だけでなく，「シックデイによる高血糖」にも注意！ しかも自覚症状がない場合もある

❸ 掟，その3；糖尿病以外の病気もある

　年齢が高くなるにつれて，糖尿病以外の病気をもつことが多くなります（**2章**参照）．また，糖尿病歴の長い方では，糖尿病の合併症をすでに発症していることもあります（**3章**参照）．ほかにも「高血圧」「脂質異常症」「骨粗鬆症」「腰や膝などの関節痛」も起こりやすく，それらの病気が糖尿病に影響を与えることが多くなりますので，併せて治療していく必要があります．

　高齢者糖尿病には，これらの特徴がありますので，若年・中年とは異なる注意が必要です．

3. 低血糖リスクのある薬はできるだけ使用しない

高齢者糖尿病で,最も重要なポイントは,

「低血糖をきたさないようにすること」

です.なぜなら,低血糖によって,認知症のリスクが高まりますし,転倒による骨折のリスクも高まるからです.したがって,インスリン,SU薬(スルホニル尿素薬),グリニド薬という**低血糖リスクがある薬剤は,できるだけ使用しないこと,使用する場合もできるだけ最小用量とし,常に中止・他剤への変更を意識すること**,が重要です.そのためには,HbA1c(ヘモグロビンA1c)に下限を設定して,「HbA1cを7%以下にしないようにすること」が重要です.

詳しくは,どうぞ「高齢者糖尿病の血糖コントロール目標」(**4章**)をご参照ください.

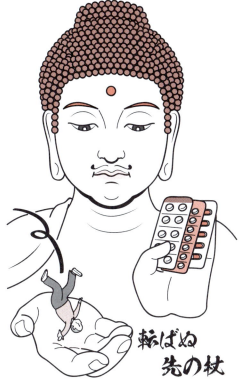

「転ばぬ先の杖」の役割を果たすのも医療者の役目.低血糖リスクの芽は事前に摘み取る

Dr.Iwaoka のつぶやき1　イワオカが，糖尿病専門医になったワケ

　1980年代の初期，私が初期研修医の頃，指導してくれていた先生が，「これからは糖尿病が国民病になるから，患者がとても増える病気を専門にするといい」と勧めてくださり，この道に進みました．

　しかしその頃は，2型糖尿病といえば，医師であれば誰でも診ることのできる疾患と思われていましたから，あまり面白くないなと感じていました．

　私が医学部を卒業したのは1981年ですが，当時はスルホニル尿素薬（SU薬）を最大量まで処方して，それがだめだったら1日1回か，2回の中間型インスリン注射に変えればいい，というような時代でした．というより，それしか治療法がなかったのです．

　糖尿病の薬が増え，治療の選択肢が広がってきたのは，この15年ぐらいのことです．

　若い頃はもっと珍しい疾患を専門にして研究し，論文を書きたいと思っていましたが，糖尿病は今では非常に多くみられる疾患となり，この病気を診ることの大切さ・大変さ，がよくわかりました．

　あとになってから思うようになったことですが，この道を選んで，よかったですね．

［岩岡　秀明］

● 引用文献

1) 厚生労働省：平成28年「国民健康・栄養調査」の結果（平成28年「国民健康・栄養調査」の結果（http://www.mhlw.go.jp/stf/houdou/0000177189.html）.

● 参考文献

1) 田中嘉章：高齢者糖尿病の動向　疫学的特徴．p 25-30.
2) 荒木　厚（編）：ココに注意！ 高齢者の糖尿病．羊土社，2015.

② 高齢化にともなう合併症

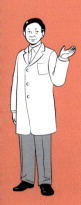

ここが大事！ 糖尿病で深刻化する高齢者特有の合併症の real point

1. 「老いは誰でも避けられない！」の理屈を知る
2. 足腰と口は生きる手段！ そのケアを欠かさずに
3. 認知症，うつ病はセルフケア能力を奪う，早期発見が肝心！
4. サポーターの存在が「鍵」，フレイル対策！

　（糖尿病がなくても）「合併症」は，高齢化することで誰でも起こりうるのですが，本章では，高齢化にともなって誰でも起こりうるものの，糖尿病があるために複雑化する合併症（徴候や疾患）について述べることとします．

1.「老いは誰でも避けられない！」の理屈を知る

　生きとし生けるもの（生命体）は，やがては老いて「死」を迎えます．生命体は細胞の集合体であり，老化は細胞の「老い」を意味し，細胞の老いは各組織・各臓器の「機能の低下」としてあらわれます．すると，ちょっとした外敵やストレス（菌やウイルス，気候変化や外力など）に対して，組織や臓器の障害が起こりやすくなり，また，いったん障害されると治りにくくなります．

　つまり高齢者では（高齢者という定義は難しいのですが…），

①転倒しケガを負いやすくなるだけでなく，
②病原菌に対する防衛体力が低下し，
③癌化した細胞を抑制できなくなり，
④薬剤に対する有害事象も起こりやすくなる，

のです．高齢者で糖尿病が発症しやすいのも，膵臓のインスリンをつくる細胞（β細胞）の老化にともなう**インスリン分泌低下**とインスリンの作用する細胞（インスリン標的細胞）の老化にともなう**インスリン抵抗性**がダブルに起こることが関係しています．

高齢者糖尿病の difference point
▷ 高齢者糖尿病では，老化にともなうインスリン分泌低下と，老化にともなうインスリン抵抗性が"ダブル"で起こる

　老化にともなう筋肉の量や質の低下は**サルコペニア（sarcopenia）**をもたらし，さらに「サルコペニア」「骨粗鬆症」「関節の障害」「運動神経の障害」などから**ロコモティブシンドローム（locomotive syndrome）**が起こりやすくなります．そして歯周病や歯の喪失は**口腔機能低下（口腔フレイル）**をもたらし，脳細胞の老化や脳の血管障害は**認知機能の低下**をもたらします．

　また，視覚，聴覚，味覚，嗅覚，触覚など五感をつかさどる細胞の老化は知覚による情報入手を鈍麻させ，脳への求心性の刺激を減弱させて，危険回避のための反応力を低下させるだけでなく，外界刺激に対する感情表出や思考展開も減弱させます．つまり，高齢化してくると，刺激に対して自発的な反応が鈍くなり，思考においても自発的発想を展開できにくくなります．

　さらに，社会的孤立により外界からの刺激自体も少なくなることが，これらに拍車をかけます．つまり，各種身体的変化に加えて，一緒に過ごしてきた「家族の離散・独居」「社会的立場の喪失」や「経済基盤の喪失・困窮」は社会的にも孤立する状況をつくり出し，同時に不安やうつ気分を助長します．これらの身体的・社会的・精神心理的状態は日常生活活動度（ADL）を低下させ，症候としては「**老年症候群 (geriatric syndrome)**」を，生命体の脆弱性の評価として「**フレイル（frailty）**」と呼ばれる状態を生み出します．

高齢化にともなう合併症の difference point
▷ 高齢者の身体的・社会的・精神心理的状態によるADL低下からくる症候が「老年症候群」であり，高齢者の生命体の脆弱性の評価として「フレイル」という状態を招く

老いはいかなる人でも避けられません．しかし，高齢者糖尿病の場合には，合併症としての身体的問題から，また，生活弱者としての社会的・精神心理的状態から老いを加速させ，「老年症候群」や「フレイル」を深刻化させてしまうのです．

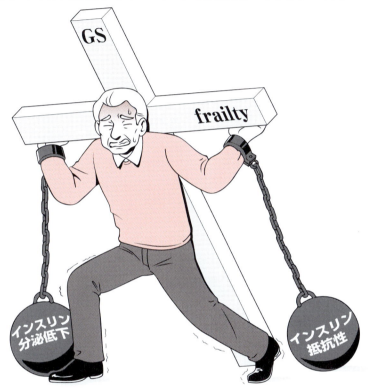

高齢者では老年症候群（GS）やフレイルなどに加え，
「インスリン分泌の低下」や「インスリン抵抗性」が生じる

2. 足腰と口は生きる手段！　そのケアを欠かさずに

❶ サルコペニアは高齢者糖尿病では深刻化する

　加齢にともなって筋肉量の減少と筋力の低下した状態をサルコペニアといいます．ギリシャ語で「sarco（筋肉）」が「penia（減少）」するという器質的な側面と，握力や歩行速度の低下など機能的な側面とを含めた概念です．サルコペニアが進行すると，運動能力が落ち，活動力が低下します．足は上がりにくく，つまずきやすくなり，ふらついて転倒も招きます．また，瞬時に防御姿勢が取れないため転倒すること

で容易に骨折し，骨折はさらに安静を守る必要からサルコペニアのリスクを高める，という悪循環に陥ります．

安静を守るためでも，身体活動を自主的に行わないことでも，

からだを動かさないでいると「廃用症候群」が起こりやすく，

サルコペニアがさらに進行して，最終的に「要介護状態」となります．高齢化そのものがサルコペニアを促進しますが，糖尿病は独立してサルコペニアの促進因子ともなっています．理由は，（2型糖尿病やその発症・悪化要因である内臓肥満・運動不足による）インスリン抵抗性や（糖尿病そのものによる）インスリン作用不足により，筋タンパク分解が抑制されずに，筋タンパク合成が抑制されやすくなるからです．そのうえ，糖尿病があると，「骨格筋内での炎症」「ミトコンドリア機能の低下」「脂肪沈着」などをひき起こし，「筋肉量低下」「筋肉の質低下」「筋力低下」をもたらします．また，末梢神経障害による「神経ニューロンの変性」や血管合併症による「筋血流量の低下」もそれらに拍車をかけます．つまり，高齢化と糖尿病が重なった高齢者糖尿病では，必然的にサルコペニアは加速されてしまうのです．

サルコペニアの定義として，

①筋肉量減少は必須で，
②（握力など）筋力低下か，
③（歩行速度など）身体機能の低下

のどちらか証明できればサルコペニアと診断されます．日本ではアジアのワーキンググループ診断基準が使われます[1]．筋肉量の評価には，一般的に①DXA法（dual-energy x-ray absorptiometry）か，②BIA法（bioelectrical impedance analysis）が利用されています．検診や臨床現場での需要の高まりから，最近ではDXA法より非侵襲性で，コスト面，簡便性で優れているBIA法が使われるようになってきています．

サルコペニアの診断は，握力は男性26 kg未満，女性18 kg未満を握力低下とし，歩行速度は0.8 m/秒以下（日本では1.0 m/秒以下）が低下とされています．骨格筋量の減少は，四肢骨格筋量（kg）を身長（m）の二乗で除した骨格筋指数（SMI；skeletal muscle index）で表現します．DXA法では，男性$7.0 kg/m^2$未満，女性$5.4 kg/m^2$未満，BIA法では，男性$7.0 kg/m^2$未満，女性$5.7 kg/m^2$未満を筋肉量低下としています[1]．

❷ **糖尿病があると，高密度は保たれていても「骨強度が低下」「骨折リスクは高い」**

　更年期以降の女性では骨密度が低下し，骨粗鬆症が増えることが知られています．糖尿病患者では，骨密度というより骨質の悪化が顕著で，骨強度は低下します．さらに，糖尿病神経障害による「起立性低血圧」「低血糖発作」「網膜症による視力障害」，サルコペニアによる「姿勢保持障害」などにより，転倒事故が起こりやすく，骨強度が低下した状態では骨折リスクは高まります．特に高齢者では，

とっさの防御姿勢が取れない

ため，大腿骨頚部骨折や椎体骨折などの大骨折につながりやすく，結果的に寝たきり状態へ移行させてしまいます．骨粗鬆症の進行した高齢者では，できるだけ低血糖を避けるほか，とりわけ骨折のリスクの高い患者では，チアゾリジン薬を避ける必要があります．チアゾリジン系薬剤は，骨髄間質細胞から脂肪細胞への分化を促進し骨芽細胞への分化を抑制すること，臨床的にも特に女性では骨折リスクを高めることが示されているからです．

❸ **変形性関節症などによるロコモは，糖尿病でじつに多い！**

　「ロコモティブシンドローム」は，骨，軟骨と椎間板，筋肉・靱帯・神経系の各要素の障害です．具体的にいうと，加齢にともなう筋力低下，脊椎の病気（変形性腰椎症，脊柱管狭窄症など），下肢関節の病気（変形性膝関節症など），骨粗鬆症，神経障害などにより運動器が障害され，要介護や寝たきりの原因となったり，またはそのリスクが高まった状態をあらわす言葉です．

　locomotive syndrome，この命名は素敵ですね．じつは一世を風靡した「メタボリックシンドローム（2005年に診断基準が確定）」の名前を強く意識した言葉で，2007年に日本整形外科学会から提唱されました．和名が「**運動器症候群**」ですが，そう呼ばれることはむしろ稀で，「メタボ」同様，略して「ロコモ」という言葉がよく使われています．ロコモは，特に女性では深刻になります．そして，

**中高年になった場合，男性ではメタボに，
女性ではロコモに気をつける**

必要があります．運動機能を担う筋肉と骨とのあいだには共通する因子があり，サ

ルコペニアと骨代謝障害には深い関係があります（図1）．「ロコチェック」という簡単な方法で運動機能の衰えを早めにみつけ，進行を防止する必要があります（図2）[2]．

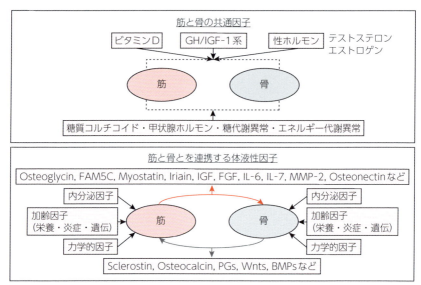

図1　筋肉と骨との相互関連因子

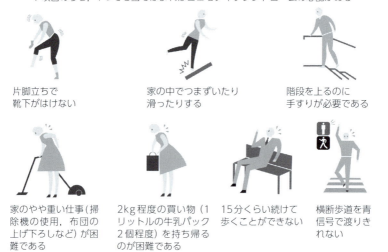

図2　ロコモティブシンドロームの7つのチェック項目［文献2）より］

❹ 「歯は命」…．歯周病対策，口腔ケアは欠かさずに！

「歯は命」って，何を大げさな…？　と思うかもしれません．でもよく考えてみてください．近代になるまで食材は固いものがほとんどで，もし歯を失うと，動物も人間も生きていけなかったはずです．したがって，医療のなかで歯科が早くから医科と別れて発達したのも，「歯がいかに大事か」を象徴しているものと考えていいでしょう．

口腔内の病気のうち，歯周病は加齢とともに罹患する口腔内の病気で，誰でもかかります．しかし，

- 糖尿病のコントロールが悪いと，歯周病は増悪しやすく，また，
- 歯周病があると，糖尿病のコントロールが悪化する

つまり，歯周病と糖尿病は切っても切れない関係があります．したがって，歯周病の早期発見と治療は糖尿病管理に欠かせません．また，歯周病が進行すると，歯がぐらつき，最終的に歯を失うことになりますが，歯を失うと咀嚼機能が損なわれ，十分な栄養素の補給や糖尿病治療にとって理想的な食事療法を行いたくても行えなくなります．こんなふうに口腔機能が低下した状態を「**口腔フレイル**」といいます．

また，歯周病の存在は，タンパク尿と関連して**糖尿病性腎臓病（diabetic kidney disease，DKD）**を悪化させるほか，誤嚥性肺炎などの原因にもなりますので，高齢者糖尿病では早めにかかりつけ歯科医をもつことを勧めましょう．

以上述べてきたように，あらゆる身体活動や食料調達のための移動手段としての「足腰」と，身体に必要なすべての栄養素を取り込むための「口」は，生きるために欠かすことができません．患者や家族に常にそのことを意識してもらい，普段からそれらの状態をよくしておく必要性を伝えていきましょう．

3. 認知症，うつ病はセルフケア能力を奪う，早期発見が肝心！

❶ ふつうに話しができるようにみえるけど，「認知症」は進行している

　認知症（dementia）とは，人として一度正常に達したと考えられる認知機能が後天的な脳の障害によって，「知能低下」「記憶障害」「失見当識」「人格変化」など，日常生活や社会生活に支障をきたすようになった状態を指します．当然ですが，意識障害をともなっていない場合に定義される言葉です．認知機能の衰えは，加齢とともに誰にでも起こる現象で，次第に注意力が散漫になり，情報処理能力は低下します．また，計画を立てて（状況を把握したうえで）柔軟に対応する能力や目標達成の遂行機能，視覚を中心とした記憶や言語への記憶が障害されてきます．

　糖尿病患者では，認知症の発症頻度が高まることはよく知られています．糖尿病患者の認知症は，一般的な脳血管障害型やアルツハイマー型だけでなく，「独自のタイプもある」ともいわれています．糖尿病の場合には，高血糖，インスリン作用不足，インスリン抵抗性，重症低血糖，血糖変動などで認知症が起こります．糖尿病患者では，特に，

**遂行機能などの高次認知能力が低下しやすく，
通常使われる MMSE や HDS-R の点数には反映しにくい**

ともいわれています．

　いずれにせよ，**認知症になると，セルフケアの能力が失われ，血糖管理がより一層難しくなり，高血糖状態になると，さらに遂行機能障害をきたすという悪循環が生じます**．また，低血糖に対する自覚症状が欠如しやすいうえに，セルフケア行動がとれないため，「重症低血糖のリスク」が高まります．昏睡に至るほどの重症低血糖でなくても，夜間に起こる無自覚な低血糖も認知機能を低下させ，認知症を進行させます．

　当然ですが，認知症のようにみえても「甲状腺機能低下症」「慢性硬膜下血腫」「正常圧水頭症」「ビタミン欠乏症」などが隠れている場合もありますし，「せん妄」「統合失調症・うつ」などの精神疾患などの場合もあり，鑑別は重要です．したがって，認知症の判定は慎重に行います．認知症患者がこれほど多くなると，かかりつけ医がスクリーニングを行う意義はありますが，（自施設で確定診断ができる場合を除き）最

終診断は専門医療施設に委ねるほうが無難です．

　かかりつけ医としては，**夜間の無自覚低血糖や重症低血糖は避ける治療を心がけましょう**．認知症が確認された場合は，家族によるサポートや訪問看護などの社会サービスを活用し，治療方法も工夫して，服薬管理も本人以外の人にしてもらいましょう．

❷ 高齢者糖尿病には「うつ病が合併」しやすい

　高齢者では，「不眠」「倦怠感」「しびれ」や「疼痛」などが出現しやすく，それらの身体的状況や社会・経済的状況の悪化から，うつ病も発症しやすくなります．高齢者糖尿病でうつ病が発症しやすい理由は，図3 に示すとおりです．うつ病が発症すると，日常生活に気が回りにくくなることから，①「食事の量・内容・摂取時間が不適切」となりがちで，引きこもりや不活発な生活習慣から，②「身体活動不足」になります．また一般に③「不眠」になり，糖尿病療養にとって必須な④「生活療法がうまく遂行できなく」なります．さらに，⑤「薬物アドヒアランスも不良」となりがちです．その結果として高血糖や逆に低血糖のリスクも高まります．

　かかりつけ医として長い付き合いをしてきた患者が，認知症やうつ病の発症のために次第に意思疎通がうまくできなくなってしまったと感じることはよくあります．早いうちから予防を心がけ，「早期に診断し」「早期に治療を行う」ことで認知症やうつ病の重症化を防ぎましょう！

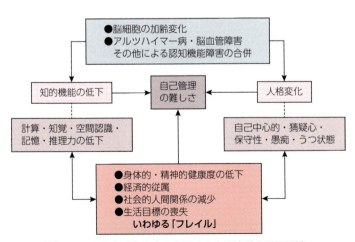

図3　老化にともなう心理的変化と糖尿病の自己管理の因果関係

Dr.Kuribayashi のつぶやき 1
それは老年症候群？「治せるか」「治せないか」の見極めを！

　老年症候群とは，加齢にともなう心身の機能の衰えによってあらわれる「**身体的・精神的諸症状 (symptom)**」と「**徴候 (sign)**」の総称で，通常，医療・看護・介護の助けが必要となります．老年症候群には，何年あるいは何十年単位で徐々に起こってくる体力・臓器機能・認知機能の低下のほか，月単位で起こってくる関節の拘縮や筋委縮，比較的短期間で起こる床ずれ，終末期にあらわれる諸症候も一緒に含まれています．

　老年症候群の大きな問題点は，さまざまな原因や症状が連鎖的に関連して悪循環が生じやすく，結局，どんどん症候が増えていって ADL が低下していくことです (図4)．**老年症候群による症候は 50 項目以上に及びます．結果として，複数の診療科を受診することになり，ポリファーマシーにつながる一因ともなるのです**（12章参照）．

　老化には，誰にでも少しずつ進行してくる「生理的老化」と，合併している疾患や怪我の後遺症などによる「病的老化」があり，通常は混在します．これらの症候を診たとき，医療者は「治療・療養すれば改善が期待できるものなのか」「治療・療養しても改善できないものなのか」を見極めて対処していくことが必要です．

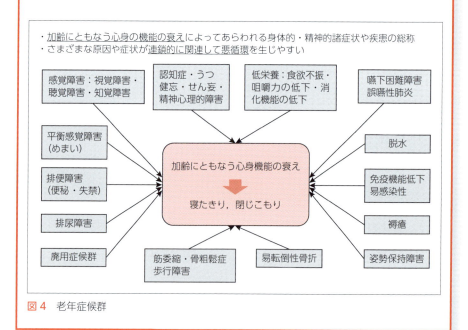

図4　老年症候群

4. サポーターの存在が「鍵」，フレイル対策！

生命体は老化により恒常性の維持が困難になります．このように

①高齢期に生理的予備能が低下することで，
②ストレスに対する脆弱性が亢進し，
③各種身体機能の障害，
④要介護状態，死亡

などの転機に陥りやすい状態になります．これを「フレイル」といいます．**フレイル (frail)** は，本来「**weak（虚弱な，ひ弱な）**」を示す形容詞です．名詞にすると「**フレイルティ (frailty)**」ですが，平成26年日本老年医学会は広く国民の認知度を高め，啓発活動してゆく目的からフレイルと呼ぶようにしました．図5はフレイルをイメージしたものです[3]．生物学的寿命のうち，身体機能障害（disability）のために要支援・要介護状態（dependent）になる前までが，健康寿命です．健康寿命のうちでも完全には健康（no frailty）でない時期がフレイルです．

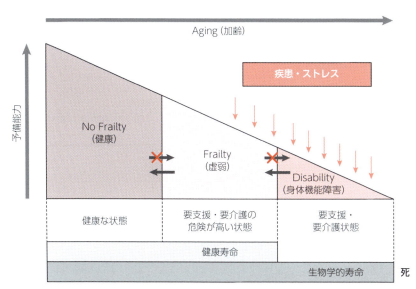

図5　フレイルの位置づけ［文献3）より］

フレイルの概念には，早期に発見し，適切な介入で，「no frailty ➡ frailty ➡ disability の流れを逆転させ，再び健常な状態に戻そう」とする意思が包含されています．つまり，フレイルは「適切な介入により健常な状態に復することが期待できる」状態です．

　フレイルの診断の仕方は大まかにいって 2 通りあります（図 6）．1 つは Rockwood らを中心としたものです．加齢にともなって疾病（併存症）が重なり，身体機能障害の症候が増え，精神・心理的問題が増加し，手段的 ADL，さらには基本的 ADL も落ちますが，その障害が集積すればするほど，フレイルの程度が強くなるとするモデルです[4]．日本では似た形式として「介護予防基本チェックリスト」が要介護認定の現場で使われています．

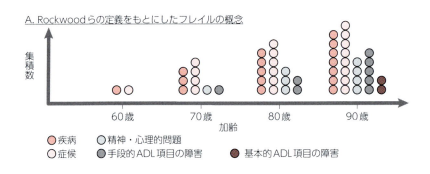

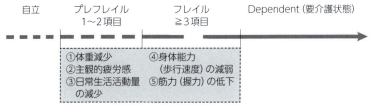

図 6　フレイルの 2 種類の概念

もう1つはFriedらの診断の仕方です．Friedらは，

①**体重減少（食事制限なしで意図しない年間4.5 kg以上または5％以上の体重減少），**
②**主観的疲労感，**
③**日常生活活動量の減少，**
④**身体能力（歩行速度）の減弱，**
⑤**筋力（握力）の低下**

の5項目のうち，1～2項目を満たせば「プレフレイル」，3項目以上該当すれば「フレイル」として診断します[5]．これらは悪循環することが知られ，フレイルサイクルとなり，サルコペニアとの関連も示されています（図7）．Friedらの診断はあくまで身体的フレイルといわれるものですが，そのなかには「口腔フレイル」も含まれ，さらに「社会的フレイル」「精神心理的フレイル」とも関連します．

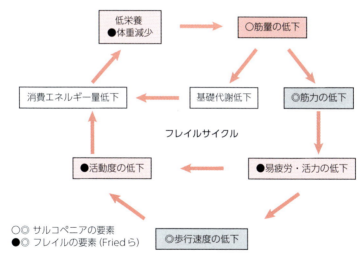

図7　フレイルサイクルとサルコペニアの関係

図8はフレイルと老年症候群の要因を簡単に図示したものです．加齢・性，生活習慣，社会・経済的要因，精神・心理的要因に絡んで起こってきます．同時に高齢化とともに起こってくる慢性疾患（併存症）とは，相互に悪化する関係にあります．また，老化することで，青壮年期には潤沢に満たされていた種々のホルモンの分泌減少

による影響が大きくあらわれます．例えば，覇気がなくなり，気力や精力の低下，認知判断力の低下，うつ病，さらには筋力の低下などです．特に男性ホルモンの欠乏は，男性更年期とか，遅発性性腺機能低下症（LOH）を招くといわれていますが，これらもフレイルの要因となります．糖尿病は慢性疾患の代表として，フレイルや老年症候群と強くかかわります（図8）[6]．

老化防止のためには適切な食事摂取や運動，社会的なふれあいが重要です．また，フレイルになった高齢糖尿病患者にはサポーターの存在が必須です．フレイルの状況を判断しながら，通常は家族，場合によっては福祉の力を借りながらフレイル対策をしていきましょう．

以上述べた状況や疾病は糖尿病がなくても「歳をとれば，誰でも起こりうる」ものです．しかし，糖尿病があると合併しやすく，さらに糖尿病管理が悪いと加速されるため，日々の診療でこれらを意識しながら発症や悪化を阻止することが大切です．

［栗林 伸一］

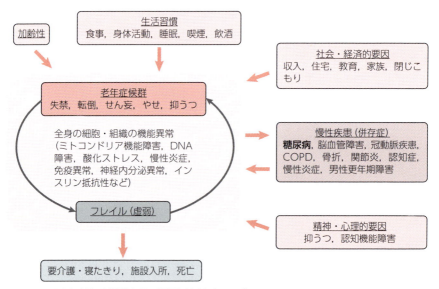

図8 フレイルと老年症候群とその要因［文献6）より］

● 引用文献

1) Chen LK, Liu LK, Woo J, et al: Sarcopenia in Asia: consensus report of the asian working group for sarcopenia. J Am Med Dir Assoc. 2014 Feb; 15 (2): 95-101.
2) https://locomo-joa.jp/check/lococheck/.
3) http://www.ncgg.go.jp/cgss/documents/cgss_pamph_2018.pdf.
4) Rockwood K, Stadnyk K, et al: A brief clinical instrument to classify frailty in elderly people. Lancet. 1999 Jan 16; 353 (9148): 205-6.
5) Fried LP, Cardiovascular Health Study Collaborative Research. Group, et al: Frailty in older adults: evidence for a phenotype. J Gerontol A Biol Sci Med Sci. 2001 Mar; 56 (3): M146-56.
6) Blaum CS, Xue QL, et al: Is hyperglycemia associated with frailty status in older women?. J Am Geriatr Soc. 2009 May; 57 (5): 840-7.

3 糖尿病にともなう合併症

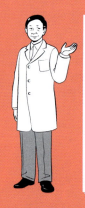

ここが大事！ 高齢化で複雑化する糖尿病合併症の real point

1. 糖尿病合併症は見逃さない！
2. 網膜症，腎症，神経障害ではなく，「眼の病気」「腎の病気」「神経の病気」と捉えて対応する
3. 患者の足にも注目，変化を見逃すな！
4. 感染症の重症化を防ぎ，癌も見逃さないようにしよう！

　高齢化することだけでも起こり，糖尿病があることでより深刻化しやすい「高齢者の合併症」の徴候や疾患について，前章で述べました．この章では，糖尿病合併症が高齢化で複雑化する点について話します．高齢者糖尿病で起こる数々の障害は，「高齢化によってあらわれたものなのか…？」「糖尿病の合併症としてあらわれたものなのか…？」，これはなかなか区別がつきにくいのが現実です（図1）.

図1　老化がもたらす疾病・徴候と糖尿病合併症

そこで本章では，高齢化すれば，誰でも起こりうるものであるにもかかわらず，糖尿病患者の死因（図2）[1] の上位にランクづけされている癌や心不全についても扱うこととしました．なぜなら，外来で診療するうえで，癌や心不全の合併をも見逃さないよう意識を高め，早期発見・早期治療し，健康寿命を高めてもらいたいという筆者の意図があるからです．

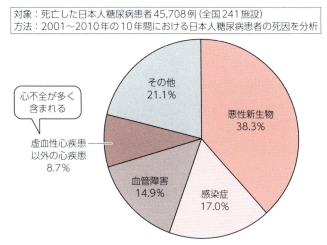

図2　日本人糖尿病患者の死因［文献1）より作図］

1. 糖尿病合併症は見逃さない！

糖尿病の慢性合併症は全身に及び，そのためかかわる科が広範囲に及ぶことはご存知ですね（図3）．罹病年数が長い高齢者の場合，

- 糖尿病合併症が重積していたり，
- 臓器の障害も糖尿病に典型的な細小血管障害よりも大血管症（動脈硬化症）による変化が目立ったり，
- 癌合併も問題になります．

合併症があっても自覚症状が非定型的でわかりにくく，ときに自覚症状が欠如することもあるので，注意が必要です．重症化する前に定期的な検査を欠かさないようにしましょう．
　まず，「糖尿病の3大合併症（「網膜症」「腎症」「神経障害」）」についてみていきましょう．

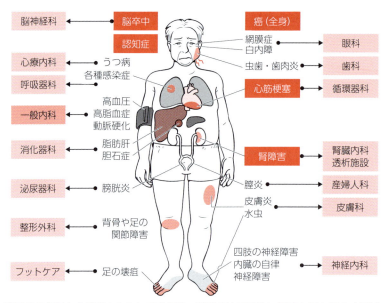

図3　糖尿病の多彩な合併症とかかわる診療科．糖尿病は最終的に万病を引き起こす元凶

2. 網膜症，腎症，神経障害ではなく，「眼の病気」「腎の病気」「神経の病気」と捉えて対応する

❶ 眼科受診を勧めるのは「網膜症がある」からだけじゃない！

　糖尿病網膜症（diabetic retinopathy）は，本来血糖管理と密接に関係します．しかしじつは，高血圧も網膜症発症・増悪の危険因子です．高齢者では血圧も高めになりやすいので，血圧管理も怠らないようにしましょう．また脂質も網膜症と関連するので，脂質管理は高齢者でも適切に行う必要性があります．糖尿病患者だからといって，眼底カメラで撮影して網膜症だけを診ていけばよいわけではありません．高齢者では，「白内障」「緑内障」「網膜剥離」「加齢黄斑変性症」「網膜静脈閉塞症（網膜中心静脈閉塞症，網膜静脈分枝閉塞症）」など適切に診断や治療をしておかないと，失明する病気もたくさんあります．したがって，必ず定期的に眼科受診するよう勧めましょう．

糖尿病網膜症の difference point
▷ 糖尿病網膜症の危険因子は「血糖管理」だけではない．じつは高血圧も．ゆえに「血圧管理」も，ついでに「脂質管理」も怠らない

❷ 典型的な糖尿病腎症だけじゃない．高齢者糖尿病では全般的な CKD 対策が必要

　最近の新規透析導入患者には，高齢者糖尿病が多いことが知られていますが，典型的な**糖尿病腎症（diabetic nephropathy）**だけが，腎不全の原因になっているわけではありません．糖尿病の罹病年数が長いことに加え，肥満や喫煙習慣，歯周病などの影響，高血圧や高齢化そのものによる腎硬化症なども加わって，腎機能に悪影響を及ぼします．そんなわけで，最近では糖尿病腎症というより**糖尿病性腎臓病（diabetic kidney disease；DKD）**と捉えるようになってきています．いずれにせよ，腎障害が進行すると，心腎連関で心血管イベントも起こりやすくなりますので，高齢者ではより一層腎機能の評価とその対策が重要となります．

　腎機能の評価は，薬剤投与量の適正化のためにも重要な手段です．腎障害の程度については，eGFR（推定糸球体濾過率）と，尿中アルブミン定量のクレアチニン比（アルブミン指数，ACR）か尿タンパク定量のクレアチニン比（顕性タンパク尿の場合）によって評価します．高齢者，特に女性患者では筋肉量が減少しやすいため血清クレアチニン（Cr）が低値となり，結果として，腎機能を過大に評価してしまう危険性があります．サルコペニア傾向のある患者では，年に1回は血清シスタチン測定により eGFRcys（シスタチンCによる推算GFR）を算出し，腎機能を評価することが望ましいといえます．降圧剤は高齢者でも RAS 系阻害薬が使われますが，動脈硬化が進行して腎虚血が起こりやすい場合などでは，カルシウム拮抗薬を用いることがあります．

　塩分制限は，腎症進行防止には最も有効な手段です．ぜひ常日頃から薄味を指導しておきましょう．一方，タンパク制限は高齢者では慎重に行います．タンパク制限は腎症Ⅲ期以上が対象ですが，

高齢者にタンパク制限を強いるのは過酷です．

高齢者では，新しい知識を身につけて，従来の食生活を変えることは混乱を招き，食事を「どう摂取したらよいか，わからなくなってしまう」危険性があります．では，どうすればよいのでしょうか…？　肥満で過食傾向がある人では「食事の絶対量を減らす」ことを指示します．食べる総量が減れば，肥満による腎障害の進行が抑えられ，さらに食品に含まれる塩分量やタンパク質量の制限にもつながります．やせ型の高齢者の場合には，「サルコペニアや低栄養を助長してしまって，かえって生命予後を悪化させてしまう可能性があるので，タンパク制限はしないほうがよい」でしょう．中肉の患者で理解力のある高齢者では，健康寿命や生命予後を考え，タンパク制限を考慮します．

　以上述べたとおり，高齢者糖尿病では体型などを考慮し個々に応じた**CKD（慢性腎臓病）**対策が必要なのです．

糖尿病腎症の difference point

　糖尿病腎症の進行防止には「塩分制限」が有効．しかし高齢者へのタンパク制限は体型など個々に応じて考慮する．

▷ 肥満・過食傾向：食事の絶対量を減らす
▷ やせ形：サルコペニアや低栄養を助長するため，タンパク制限は避ける

Dr. Kuribayashi のつぶやき 2　見逃したら大変，脳や心臓のトラブル！

① 脳血管障害は怖い，四肢のマヒやロレツの回りにくさを感じたらすぐ救急へ

　高齢者においては，アテローム血栓性脳梗塞（皮質枝）だけでなく，ラクナ梗塞（穿通枝）も多く認められます．さらに，脳血管障害は無自覚・無症候性にくり返し起こり，多発梗塞になりやすい特徴があります．脳梗塞をくり返すと，「脳血管性認知症」に至ります．ロレツのまわりにくさや腕や足の軽い麻痺症状が出たら，ためらわずに対応可能な病院へ駆け込むことを常日頃から本人や家族に伝えておきましょう．

② 冠動脈疾患があっても「本人の訴えは乏しい！」

　罹病年数の長い糖尿病患者や高齢患者では「動脈硬化は必発している」と考えておくようにしましょう．狭心症や心筋梗塞があっても，神経障害や高齢化により自覚症状の訴えが乏しく，無症候や症状が非典型的な場合も多いので注意を要します．

　罹病年数が長い場合，多枝病変も多くな

❸ 神経障害は「アキレス腱反射で確認」する！

　糖尿病神経障害の診断には「糖尿病神経障害を考える会」が提唱している『糖尿病多発神経障害の簡易診断基準案』が一般的によく使われています[2]．①糖尿病が存在すること，②糖尿病神経障害以外の末梢神経障害を否定しうること，がまず大前提です．そのうえで，条件項目として，

①糖尿病多発神経障害に基づくと思われる自覚症状，
②両側アキレス腱反射の低下あるいは消失，
③両側内踝の振動覚の低下

の3つのうち，2つを満たせば診断されます．
　しかし，高齢者糖尿病の場合，「糖尿病神経障害の症状と他の疾患や老年症候群による症状とを区別することは意外と難しい」作業です．また，「振動覚は年齢と正相関して低下」します．したがって，この2つが陽性であっても，糖尿病神経障害ではない可能性も否定できません．高齢者では，

アキレス腱反射の低下あるいは消失を確認することが最も信頼できる

ものだといえます．

ります．このような状況下では心不全を合併しやすく，致死性不整脈も起こしやすいので注意が必要です．
　重症低血糖や低血糖をともなう血糖変動がある場合には「急性冠症候群」「致死性不整脈」「死亡」のリスクが大幅に高まります．虚血性心疾患が疑われる患者に対しては，できるだけ低血糖の起こりにくい治療法を選び，やむなくインスリン注射，SU薬，グリニド薬を使用する場合はコントロール目標をゆるめておくことが重要です．

❸ 糖尿病は慢性心不全の予備群だ
　EMPA-REG OUTCOME 試験[3] や CAN-VAS Program[4] などの大規模臨床試験結果は皆さまご存知ですよね．この結果には大変驚きました．でも，糖尿病治療薬であるSGLT2阻害薬が心血管死や心不全による入院を有意に減少させたことから，糖尿病と心不全の関係が改めてクローズアップされるきっかけにもなりました．

一方で，神経障害が重度になった状態は他の糖尿病合併症もすでに進行していることが多く，さらに有痛性神経障害があると，うつ病も合併しやすくなり，治療が難しくなります．自律神経障害としては，「無自覚低血糖」や「脳・心血管イベントの無自覚化」などのほか，「神経因性膀胱による慢性尿路感染症」「起立性低血圧」や「バランス障害を介しての転倒事故」も問題になります．

　このように「糖尿病の3大合併症」といっても，高齢者ではかなり修飾されたり複雑化します．高齢者糖尿病では典型的な合併症だけをみるのではなく，「眼の病気」「腎の病気」「神経の病気」などと捉えて対応していくことが重要です．

Dr. Kuribayashi のつぶやき 2　（つづき）

　では，心不全とは何でしょう…？「何らかの器質的 and／or 機能的な心臓機能障害が生じて心ポンプ機能の代償機転が破綻した結果，呼吸困難・倦怠感・浮腫が出現し，それにともない運動耐容能が低下する臨床症候群」と難しく定義されています．いずれにせよ，心不全は超高齢社会では死に至る重要な疾患ですが，糖尿病があると，さらに罹患率が高くなります．

　最近の統計によると，糖尿病患者の4番目に多い死因（虚血性心疾患以外の心疾患）のなかで，中心を占めるのが心不全とされています（図2）[1]．糖尿病の場合，左室駆出率（LVEF）が正常もしくは比較的保たれた拡張障害による心不全（**Heart Failure with preserved Ejection Fraction；HFpEF**）が起こりやすいことが知られています．つまり，糖尿病は「慢性心不全の予備群」なのです．ところで「心不全は，なぜ困るのか…？」というと，入院加療でいったん心不全の症状がよくなっても再発をくり返して，次第に予後不良になるからです（図4）[5]．

　さて，糖尿病で心不全が起こりやすい理由としては，心筋梗塞症状が見過ごされやすく，「梗塞部位が拡大しやすい」ほか，「動脈硬化性の弁膜症」「糖尿病性心筋症」「不整脈」「心腎連関」などの要因が考えられます．糖尿病管理が不良であるほど，心不全による入院が増えるため，心不全予防において HbA1c（ヘモグロビン A1c）は 8％を超えないように血糖管理する必要性が示されています．

　見逃したら命にかかわる大変な脳や心臓のトラブルですが，高齢者糖尿病では症状がわかりにくいので，常日頃から，検査でその可能性を知っておくことや，生活上の注意が必要になります．

3. 患者の足にも注目，変化を見逃すな！

❶ 末梢動脈疾患をみつけたら脳や心臓もチェックする！

末梢動脈疾患（peripheral arterial disease；PAD）は，「末梢閉塞性動脈疾患」ともいわれます．本来，心臓や冠動脈以外の，それより末梢の大動脈，頸動脈，腹部内臓動脈，腎動脈，四肢動脈の閉塞性疾患を含めるはずですが，一般的には下肢閉塞性動脈硬化症（ASO）を指します．高齢化とともにPADも多くなりますが，糖尿病があると，合併率がさらに高まり，より末梢に障害が広がります．PADを診たとき，

> 末梢だけの動脈硬化病変というより
> 末梢まで動脈硬化が進行した病態であることを認識しておく

ことが必要で，PADがあれば，**脳血管障害**（cerebrovascular disease；CVD）

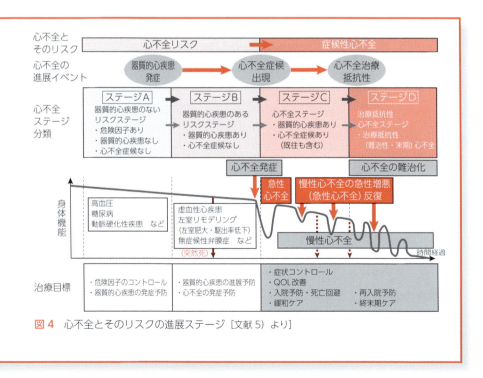

図4　心不全とそのリスクの進展ステージ［文献5）より］

や冠動脈疾患も効率に合併しますので，それらの精査も必要になります．

　PADの重症度は，Fontaine分類（I度：冷感，しびれ感，II度：間欠性跛行，III度：安静時疼痛，IV度：皮膚潰瘍）で判断します．間欠性跛行があった場合，特に高齢者では整形外科疾患など他疾患の鑑別も必要になります．末梢動脈疾患をみつけるには，脈波検査でABI（足首/上腕血圧比）を測定することが有用です．

❷ 足壊疽になっていなくても，糖尿病で足病変をみつけたら，必ず処置を！

　足病変では足壊疽を思い浮かべますが，その原因となる白癬症（趾間・趾爪），変形，タコをみつけ次第，早期に対処しておくことが大切です．**足潰瘍や足壊疽があっても，高齢者では自覚症状が少ないため，手遅れになるまで見逃されやすい**ので注意が必要です（図5）．糖尿病神経障害の進んだ人，PADや足壊疽の既往のある人では，予防のためのフットケアを行うとともに，普段から足を清潔に保ち，足の観察を怠らないように本人や家族に伝えておく必要があります．

　外来受診時に（できれば毎回）患者の足をチェックすることが大切です．足のチェックのためには，素足になってもらう必要性があります．自然にそれができるように，体組成計を用意し（体組成は素足にならないと測れません），**CDE（certified diabetes educator，糖尿病療養指導士）**などのコメディカルスタッフに測定してもらい，測定中に足の外観をすばやくみてもらい，疑わしい所見をみつけたら，医師に連絡してもらうようにするのも1つの方法です．そんな体制がとれればよいですね．

4．感染症の重症化を防ぎ，癌も見逃さないようにしよう！

❶ 高齢者糖尿病では感染症も命とり

　糖尿病があると感染症にかかりやすく，いったんかかると悪化しやすいことはよく知られた事実です．風邪やインフルエンザ，膀胱炎，皮膚炎，歯肉炎などあらゆる感染症にかかりやすく，こじらせて肺炎や腎盂炎などのように重症化しやすくなります．糖尿病があると，神経障害で自覚症状に乏しく，ましてや高齢者では熱があっても訴えないことが多々あります．高齢者糖尿病では敗血症にもなりやすく，入院が必須になり，回復にも時間がかかって医療費を押し上げるだけでなく，生命危機に陥ることも珍しくありません．事実，感染症は糖尿病患者の死因の第2位にランクされて

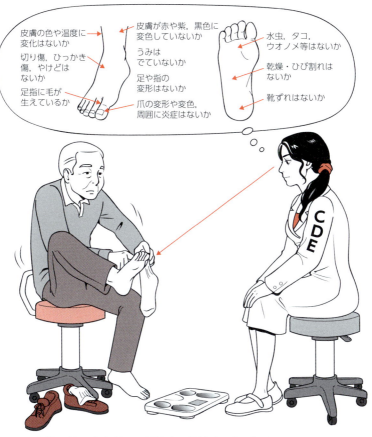

図5 糖尿病患者の足病変とチェックポイント

高齢の糖尿病患者では足潰瘍や足壊疽に気づかないことも. 医師, CDE で定期的にチェック

います(図2)[1].

高齢者糖尿病の感染症の difference point

感染症にかかっても神経障害のために自覚症状に乏しく, 高齢者では熱があっても訴えないことが多い. 高齢者糖尿病では敗血症にもなりやすいので, 要注意!

血糖管理が悪いと，感染症にかかりやすいのですが，ひとたび感染症にかかるとサイトカインやストレスホルモンが出てインスリンの働きが抑えられ，血糖コントロールが悪化し，さらに感染症を進行させるという悪循環が生じます．糖尿病で血糖管理が悪いと，以下の理由で感染防御機構が破綻してしまいます．

①インスリン作用不足のため，組織での細胞の防衛能力が低下する
②好中球の貪食機能が低下し，リンパ球の機能低下から免疫応答反応も低下する
③細小血管症や動脈硬化症のために組織での血流が悪く，酸素や栄養の運搬がうまくいかず，抗生物質などの薬物も感染部位に到達しにくくなる
④神経障害で症状があらわれにくく，気づくのが遅れる
⑤高血糖状態は細菌や真菌にとっては格好の培地になってしまう（図6）．

　感染症の重症化を防ぐために，高齢者糖尿病では家族の協力も得て，清潔と体調管理に気を使いましょう．患者本人の訴えがなくても感染症を疑う体温上昇や食事摂取量減少の有無を確認し，異常がみられたらすぐに受診を促すよう普段から話しておきましょう．
　なお，感染症対策については，イワタ先生の**10章**の解説もぜひご覧ください．

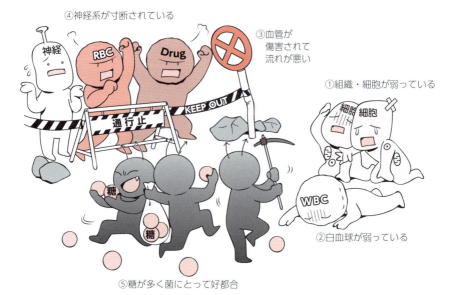

図6　糖尿病と感染症

❷ ずっと診ててくれたはずなのに…，悪性腫瘍の合併は怖い！

　悪性腫瘍は糖尿病患者の死因の第1位です（図2）[1]．糖尿病と癌については，「肝癌」「胆道系癌」「膵癌」「胃癌」「大腸癌」「腎癌」「膀胱癌」「乳癌」「子宮内膜癌」に関連がみられ，わが国のデータでも糖尿病は「大腸癌」「肝癌」「膵癌」のリスク増加と関連していることが示されています[6]．

　糖尿病による癌発生促進のメカニズムとしては**インスリン抵抗性**と，それにともなう**高インスリン血症，高血糖，炎症**などが想定されているようです．ほかにも癌の発生の要因にもなっている「肥満」「身体活動不足」「肉の摂取過剰」「食物繊維の摂取不足」「喫煙習慣」が2型糖尿病の発症に関連していることも，2型糖尿病患者で癌が多い一因にもなっているものと考えます．

　一方，糖尿病患者では前立腺癌のリスクが低いことが知られていますが，肥満や糖尿病の男性では，性ホルモン（テストステロン）が低下していることが関係しているようです．

　以上，糖尿病は悪性腫瘍の高リスク群であるうえに，高齢化すると癌の発症リスクが高まることから，高齢者糖尿病を診療するときは常に悪性腫瘍が潜んでいる可能性を念頭に置く必要があります．

　糖尿病はもともと全身病ともいえるほど，多彩な合併症を引き起こす病気です．糖尿病患者が高齢化した場合，それらがオンパレードとなっている可能性もあります．貧血があれば便潜血検査を，また，できれば年に1度は腹部エコーを施行し，脂肪肝，胆嚢結石，膵炎の有無などだけではなく，腹部に起こる悪性腫瘍を見逃さないようにしましょう．高齢者糖尿病には悪性腫瘍の合併は非常に多いのですから，知らなかったでは済まされない場合もあります．症状が少しでもあれば検査を勧めることはもちろんですが，なくても常に癌検診や人間ドックを勧めることを忘れないようにしましょう．

　ともかく，感染症の重症化を防ぎ，癌を見逃さないよう心がけましょう！

［栗林　伸一］

● 引用文献

1) 中村二郎, 神谷英紀, 他: ―糖尿病の死因に関する委員会報告― アンケート調査による日本人糖尿病の死因 ―2001〜2010年の10年間, 45,708名での検討―, 糖尿病, 59巻（9号）: 667-84, 2016.
2) 糖尿病性神経障害を考える会: 糖尿病性多発神経障害の診断基準と病期分類, 末梢神経 23: 109-11, 2012.
3) Zinman B, Wanner C, et al: Empagliflozin, Cardiovascular Outcomes, and Mortality in Type 2 Diabetes. N Engl J Med. 2015 Nov 26; 373 (22): 2117-28.
4) Neal B, Perkovic V, et al: Canagliflozin and Cardiovascular and Renal Events in Type 2 Diabetes. N Engl J Med. 2017 Aug 17; 377 (7): 644-57.
5) 日本循環器学会/日本心不全学会合同ガイドライン, 急性・慢性心不全診療ガイドライン（2017年改訂版）. 2018年3月23日発行, p12.
6) 糖尿病と癌に関する委員会報告. 糖尿病 56 (6): 374-90, 2013.

4 高齢者糖尿病の血糖コントロール目標

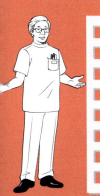

> **ここが大事！　高齢者血糖管理の real point**
> 1. 推定余命10年以内の高齢者でも，急性感染症やHHSを考慮し，HbA1cは10%以下には抑えたい
> 2. 「高齢者糖尿病の血糖コントロール目標（HbA1c値）」に沿って，個別にコントロール目標を設定
> 3. 重症低血糖リスクがある薬剤（インスリン，SU薬，グリニド薬）使用時は，目標値の下限を下回らないように注意！

1. 推定余命10年以内の高齢者でも，急性感染症やHHSを考慮し，HbA1cは10%以下には抑えたい

　ACP（米国内科学会）は2018年3月，「2型糖尿病患者の薬物治療にあたり，すべての臨床医が血糖コントロール目標を設定する際の指針」と位置づけるガイダンス・ステートメントを発表しました[1]．

　このステートメントは次の4つからなります．血糖コントロール目標の個別化はADA（米国糖尿病協会）と同じ考え方ですが，具体的な目標値として，ほとんどの患者で「HbA1c（ヘモグロビンA1c）7%を下限とする7～8%」としたほか，「余命が10年以内と推定される患者に対しては，HbA1cの目標値も不要」としました[1]．

Point 1 ACP2018，妊娠していない成人2型糖尿病患者を対象とした，薬物治療時の血糖コントロール目標に関する4つのACPガイダンス・ステートメント

① 薬物治療の利益と害，患者の希望，患者の総合的な健康状態と予測される余命，治療の負荷，医療費に関する話し合いに基づいて，臨床医は2型糖尿病患者の血糖コントロール目標を患者ごと個別に設定すべきである

② ほとんどの2型糖尿病患者で，臨床医はHbA1c7～8％を目標とすべきである

③ HbA1cが6.5％未満に達した2型糖尿病患者では，臨床医は薬物治療の減弱を検討すべきである

④ 高齢（80歳以上），介護施設居住，慢性疾患の合併（認知症，癌，末期腎疾患，重度の慢性閉塞性肺疾患・心不全など）で余命が10年未満と予測される患者では，害が利益を上回るため，臨床医はHbA1cの目標値を設けず，高血糖にともなう症状を最小限にするよう治療すべきである

このステートメントは，その後，大きな論争を呼んでいます．本書で対象とする患者は，この④が多いと思いますが，「HbA1cの目標値は不要で，高血糖にともなう症状（口渇，多飲，多尿等）を最小限にするよう治療すべきである」というのは，さすがにあまりにも大胆ですので，反論が出ています．

例えば，ADAからは，すぐに反対声明が出ました．それは，細小血管障害の予防・進展阻止のためには「HbA1c 6.9％以下」を目指すべきですし，10年以上経過すれば，大血管障害のレガシー効果（治療初期の厳格な血糖管理が，後年の細小血管障害や心筋梗塞などの大血管障害を引き続き減少させることを「legacy effect」；遺産効果と呼ぶ）も発揮されるからです[2]．

具体的には，英国の大規模疫学研究UKPDSでHbA1cを平均で7.0％まで下げた厳格血糖管理群では，試験終了後10年経過しているにもかかわらず，細小血管障害や心筋梗塞，糖尿病関連死や総死亡が有意に減少していました[3]．

イワオカは，**急性感染症**や**高浸透圧高血糖症候群**（hyperosmolar hyperglycemic syndrome；HHS）のリスクを考えて，たとえ④の患者さんであっても，

せめて HbA1c は 10%以下に抑えたい

と思います．
　また，確かに高齢者では，「HbA1c 7％を下限とする 7〜8％」が目標でよいと思いますが，より若年者では，低血糖には十分に注意しながら「6.9％以下」を目指すべきだと思います．これは，細小血管障害の予防および進展防止のためには 6.9％以下を目指すべきだというエビデンスがあるからです．

　HbA1c 7.0％未満という厳格な血糖コントロールを行うと，細小血管症の発症・進展リスクが低下することは，日本人を対象にした試験「Kumamoto スタディ」により，実証されています[4]．
　これは，2 型糖尿病患者 110 人をインスリンで治療して血糖コントロールと細小血管症の発症・進展を検証した試験で，血糖コントロールを厳格にするほど網膜症や腎症の進行が抑えられることが試験結果から明らかになりました．

　ただし，血糖を下げるスピードも重要なポイントで，急激な低下により網膜症や神経障害が一時的に悪化することが他の研究からも報告されています[5]．

2.「高齢者糖尿病の血糖コントロール目標（HbA1c 値）」に沿って，個別にコントロール目標を設定

　そこで，本項では，2016 年 5 月に公開された日本糖尿病学会（JDS）と日本老年医学会（JGS）の合同委員会による「高齢者糖尿病の血糖コントロール目標（HbA1c 値）」[6]に沿って解説します（図 1）．

■ 高齢者糖尿病の血糖コントロール目標（HbA1c 値）について

この目標の基本的な考え方は，以下のとおりです．

①血糖コントロール目標は患者の特徴や健康状態：年齢，認知機能，身体機能（基本的 ADL や手段的 ADL），併発疾患，重症低血糖のリスク，余命などを考慮して個別に設定する．
②重症低血糖が危惧される場合は，目標下限値を設定し，より安全な治療を行う．
③高齢者では，これらの目標値や目標下限値を参考にしながらも，患者中心の個別性を重視した治療を行う観点から，表に示す目標値を下回る設定や上回る設定を柔軟に行うことを可能とした．

　ADA や IDF（国際糖尿病連合）の基準には遅れましたが，日本でもようやく高齢者の血糖コントロール目標が設定され，特に A1c に「下限」が設定されたことは評価できます．
　このコントロール目標の特徴は，患者の認知機能と ADL（手段的 ADL と基本的 ADL）によって 3 つのカテゴリーに分類し，さらに「重症低血糖のリスクが危惧される薬剤（インスリン製剤，SU 薬，グリニド薬）」使用の有無と年齢によって，合計 7 つのカテゴリーに分類していることです．
　ただし，この目標値は，エビデンスに基づく基準ではなく，コンセンサスに基づく基準です．

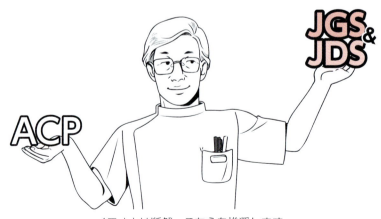

イワオカは断然，こちらを推奨します．

患者の特徴・健康状態[注1]		カテゴリーⅠ ①認知機能正常 かつ ②ADL自立		カテゴリーⅡ ①軽度認知障害～軽度認知症 または ②手段的ADL低下，基本的ADL自立	カテゴリーⅢ ①中等度以上の認知症 または ②基本的ADL低下 または ③多くの併存疾患や機能障害
重症低血糖が危惧される薬剤（インスリン製剤，SU薬，グリニド薬など）の使用	なし[注2]	7.0%未満		7.0%未満	8.0%未満
	あり[注3]	65歳以上 75歳未満 7.5%未満 （下限6.5%）	75歳以上 8.0%未満 （下限7.0%）	8.0%未満 （下限7.0%）	8.5%未満 （下限7.5%）

治療目標は，年齢，罹病期間，低血糖の危険性，サポート体制などに加え，高齢者では認知機能や基本的ADL，手段的ADL，併存疾患なども考慮して個別に設定する．ただし，加齢に伴って重症低血糖の危険性が高くなることに十分注意する．

注1：認知機能や基本的ADL（着衣，移動，入浴，トイレの使用など），手段的ADL（IADL：買い物，食事の準備，服薬管理，金銭管理など）の評価に関しては，日本老年医学会のホームページ（http://www.jpn-geriat-soc.or.jp/）を参照する．エンドオブライフの状態では，著しい高血糖を防止し，それに伴う脱水や急性合併症を予防する治療を優先する．

注2：高齢者糖尿病においても，合併症予防のための目標は7.0%未満である．ただし，適切な食事療法や運動療法だけで達成可能な場合，または薬物療法の副作用なく達成可能な場合の目標を6.0%未満，治療の強化が難しい場合の目標を8.0%未満とする．下限を設けない．カテゴリーⅢに該当する状態で，多剤併用による有害作用が懸念される場合や，重篤な併存疾患を有し，社会的サポートが乏しい場合などには，8.5%未満を目標とすることも許容される．

注3：糖尿病罹病期間も考慮し，合併症発症・進展阻止が優先される場合には，重症低血糖を予防する対策を講じつつ，個々の高齢者ごとに個別の目標や下限を設定してもよい．65歳未満からこれらの薬剤を用いて治療中であり，かつ血糖コントロール状態が図の目標や下限を下回る場合には，基本的に現状を維持するが，重症低血糖に十分注意する．グリニド薬は，種類・使用量・血糖値等を勘案し，重症低血糖が危惧されない薬剤に分類される場合もある．

【重要な注意事項】
糖尿病治療薬の使用にあたっては，日本老年医学会編「高齢者の安全な薬物療法ガイドライン」を参照すること．薬剤使用時には多剤併用を避け，副作用の出現に十分に注意する．

図1　高齢者糖尿病の血糖コントロール目標（HbA1c値）［文献6）より］

このコントロール目標を使用するためには，認知機能とADLの評価が重要となります．認知機能とADLの評価のためには，日本老年医学会のホームページ[7]を参照するとよいでしょう．

では，ここでカテゴリー分類の見極めのポイントを紹介します．

カテゴリー分類の見極めポイント

1) カテゴリーIは，「介助なしに通院していて」「理解力も良好で」「生活も自立している患者」です．

2) カテゴリーIIは，「軽度認知障害〜軽度認知症」，または「手段的ADLの低下」「基本的ADLは自立」です．

　軽度の認知症を診断することは，一般内科の外来では難しいので，手段的ADLの低下があるかを判断します．
　手段的ADLにおいて早期に低下してくる能力は，「買い物」「食事の準備」「内服管理」です．これらのなかでは，きちんと内服されているかどうか，残薬がどの程度あるかを，本人だけでなく，家族とかかりつけ薬局から聞き出すと診断は容易でしょう．きちんと内服ができていて，1人で買い物にも行けて，そのときにお金の管理もできているようであれば，手段的ADLは保たれていると考えられます．

3) カテゴリーIIIは，「中等度以上の認知症」，または「基本的ADLの低下」，または「多くの併存疾患や機能障害」で，診断は比較的容易でしょう．

　介助により通院している患者は，カテゴリーIIIです．自力で通院している患者では，1人で入浴が可能か，階段を登ることが可能か，失禁がないか，などを質問することで，基本的ADLが保たれているかどうかを判断できます．

元気な高齢者糖尿病患者を対象する場合は，今でも HbA1c 6.5％以下を目指すべきだと信じている方々（医師でも患者でも）が，まだまだおられます．これは今まで高齢者の血糖コントロール目標を設定していなかったという日本糖尿病学会の問題も大きいでしょう．そしてもう 1 つ，以下の Point も重要です．
　ここで症例を紹介しますので，ぜひご参照ください．

高齢者糖尿病の difference point
▷ 中年期から低血糖リスクの高い糖尿病薬を処方している場合，そのまま高齢期まで継続しているケースもある．高齢者の血糖コントロール目標を積極活用し，安全な薬剤に切り替える！

○症例 1. 認知機能正常な 70 代後半男性

　例えば，78 歳で元気なカテゴリーIの方で，少量の SU 薬（スルホニル尿素薬）を服用しており，HbA1c が 6.8％の場合は，前述の図 1 をみせて「目標値の下限」についてよく説明し，この機会に SU 薬を中止して低血糖が危惧されない他の薬剤（具体的には，DPP-4 阻害薬または α-GI）への変更を提案してみるのもよい方法だと思われます．低血糖が危惧されない薬剤の場合は，HbA1c に下限が設定されていないからです．

　高齢者でも HbA1c を 7％未満にコントロールすることで，心血管イベントや生命予後を改善する，というエビデンスはまだありませんが，細小血管障害に関しては血糖コントロールが最も重要であり，重症低血糖のリスクがない薬剤のみで治療している場合には，この目標は妥当だと思います．

◯症例 2. 認知機能低下のある 80 代男性

　約 20 年前から 2 型糖尿病の患者さんで，高血圧症の治療を開始し，数年前に脳梗塞の既往がありました．今回，転居のため当院に紹介され，受診しました．
　ADL は自立していますが，軽度の認知機能低下があります．妻と 2 人暮らし．前医での糖尿病に関する処方は，グリメピリド（アマリール®）1 回 1 mg 1 日 1 回朝食後，メトホルミン（メトグルコ®）1 回 250 mg 1 日 3 回毎食後でした．そのほか，降圧薬，抗血小板薬，便秘薬など，合計 10 剤内服中です．

　身長 163 cm，体重 59 kg，血圧 152/84 mmHg，HbA1c 6.7％，随時血糖値 146 mg/dL，eGFR 51 mL/min，尿中アルブミン 23 mg/gCr

◯指導医から Question

イワオカ：まず君なら，この患者さんの血糖コントロール目標はどこに設定する？

研 修 医：認知機能の軽度低下がありますので，この患者さんはカテゴリーIIになると判断しました．さらに，「重症低血糖が危惧される薬剤（インスリン製剤，SU 薬，グリニド薬のいずれか）」を使用していますので，血糖コントロール目標値は「HbA1c 7.0〜8.0％未満」でしょうか….

イワオカ：なかなかよく勉強しているね．では，患者さんに治療目標をどのように伝えたの…？

研 修 医：ご本人と奥様に「高齢者糖尿病の血糖コントロール目標」（図 1）をみせ，コントロールの目標値を説明しました．患者さんご本人に認知症について説明するのは難しい場合もありますが，本症例では，ご本人も物忘れを自覚されていましたので，特に問題はありませんでした．

イワオカ：それで，治療薬はどのように切り替えたの…？

研 修 医：本症例では HbA1c が目標値を下回っていたため，まずはグリメピリド（アマリール）を半量の 0.5 mg に減量しました．また，腎機能は年齢を考えればほぼ正常でしたが，80 代と高齢だったため，メトホ

　　　　　ルミン（メトグルコ）は乳酸アシドーシスのリスクを考え中止し，グリメピリド（アマリール）0.5 mg のみの処方としました．
イワオカ：上出来だ．経過はどう…？
研 修 医：処方を切り替えた1カ月後のHbA1c値は7.6％となっていました．次に，グリメピリド（アマリール）も中止とし，DPP-4阻害薬単剤に変更しました．
イワオカ：そのほか，気をつけた点は…？
研 修 医：さらに服薬アドヒアランスやポリファーマシー対策を考慮し，週に1回の内服でよいDPP-4阻害薬であるトレラグリプチン（ザファテック®）に変更して，通院加療中です．

［文献8）岩岡秀明（著）：プライマリ・ケア医のための糖尿病診療入門．日経BP社，2018．より一部改変］

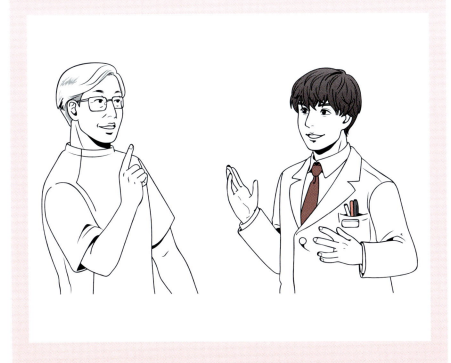

日常臨床でしばしばみられるケースは，前述の症例のように，中年期からSU薬を処方し続け，そのままいつのまにか70代になっている場合です．このような場合は，SU薬の低血糖リスクを考え，他のより安全な薬剤に切り替える必要がありますが，今回の「高齢者糖尿病の血糖コントロール目標」の発表は，そのよい機会になると思われます．糖尿病は，新薬の多い分野でもあります．新薬への切り替え時期の評価指標としても有効です．ぜひ積極的にご活用ください．

3. 重症低血糖リスクがある薬剤（インスリン，SU薬，グリニド薬）使用時は，目標値の下限を下回らないように注意！

■ 高齢者へのポリファーマシー回避のために心がけること

　前述のように，血糖コントロールの目標値を，年齢，ADL，認知機能等に応じて個別に，ゆるやかに設定すること，目標HbA1cに下限を設けることが重要です．それによって，不要な投薬を減らすことが可能となります．

　また，なるべく1日1回の製剤，1週間に1回の製剤を使用すること，2剤以上必要な場合は合剤を活用することも，これは，ポリファーマシーの回避につながります．

　以上，高齢者の血糖コントロール目標は，年齢，認知機能，身体機能（基本的ADLや手段的ADL），併発疾患，重症低血糖のリスク，余命などを考慮して個別に設定することが重要です．

　重症低血糖のリスクがある薬剤（インスリン，SU薬，グリニド薬）は第一選択薬として使用しないこと，**使用する場合は目標値の下限を下回らない**ように注意することが重要です．

Dr.Iwaoka のつぶやき 2　糖尿病診療で役立つ語呂合わせ

[文献 9) 岩岡秀明．日常臨床で役立つ患者への説明用語呂合わせ．岩岡秀明，栗林伸一（編著）：ここが知りたい！ 糖尿病診療ハンドブック Ver.3. 中外医学社，2017, p5-6. より一部改変]

ぜひ患者さんに活用してもらいましょう！

1. 重要な合併症は「**しめじ・えのき**」と覚えます．
   - し……神経障害
   - め……網膜症
   - じ……腎症

   - え……壊疽
   - の……脳梗塞
   - き……狭心症（虚血性心疾患）

2. 重要な検査は「**ABC**」と覚えます．
   - A……HbA1c（ヘモグロビン A1c）
   - B……Blood Pressure（血圧）
   - C……Cholesterol（コレステロール）

3. HbA1c の目標値は，原則は「**平熱**」と覚えます．ただし高齢者では，「**微熱**」（37.9℃，つまり HbA1c 7.9％）までなら大丈夫！
   HbA1c は 6.9％以下が目標値です．平熱も 6.9℃以下です．

4. 空腹時血糖値の正常値は「**セブン・イレブン**」と覚えます．
   70〜110 mg/dl が正常値です．

5. 間食で要注意なものは「**あがつく 3 つ**」と覚えます．
   甘いもの・**脂**っこいもの・**ア**ルコール

6. 生活面で重要な 5 つは「**ABCDE**」と覚えます．
   - A……Alcohol（アルコールは少量に）
   - B……Body Weight（体重は適正に）
   - C……Cigarette Smoking（禁煙）
   - D……Diet（適量をバランスよく）
   - E……Exercise（適度な運動）

7. 低血糖の症状は「**はひふへほ**」と覚えます．
   - は……腹が減り
   - ひ……冷や汗
   - ふ……ふるえ
   - へ……変な行動
   - ほ……放置は昏睡

［岩岡　秀明］

● 引用文献

1) Qaseem A, Wilt TJ, et al, Clinical Guidelines Committee of the American College of Physicians: Hemoglobin A1c Targets for Glycemic Control With Pharmacologic Therapy for Nonpregnant Adults With Type 2 Diabetes Mellitus: A Guidance Statement Update From the American College of Physicians. Ann Intern Med. 2018 Apr 17; 168 (8): 569-76.
2) American Diabetes Association® Deeply Concerned About New Guidance from American College of Physicians Regarding Blood Glucose Targets for People with Type 2 Diabetes (http://www.diabetes.org/newsroom/press-releases/2018/ada-acp-guidance-response.html).
3) Holman RR, Paul SK, et al: 10-year follow-up of intensive glucose control in type 2 diabetes. N Engl J Med. 2008 Oct 9; 359 (15): 1577-89.
4) Ohkubo Y, Kishikawa H, et al: Intensive insulin therapy prevents the progression of diabetic microvascular complications in Japanese patients with non-insulin-dependent diabetes mellitus: a randomized prospective 6-year study. Diabetes Res Clin Pract. 1995 May; 28 (2): 103-17.
5) Early worsening of diabetic retinopathy in the Diabetes Control and Complications Trial. Arch Ophthalmol. 1998 Jul; 116 (7): 874-86.
6) 日本老年医学会・日本糖尿病学会（編・著）: 高齢者糖尿病診療ガイドライン 2017. 南江堂, 2017, p46.
7) 日本老年医学会: 認知機能の評価法と認知症の診断（http://www.jpn-geriat-soc.or.jp/tool/tool_02.html）.
8) 岩岡秀明（著）: プライマリ・ケア医のための糖尿病診療入門. 日経 BP 社, 2018.
9) 岩岡秀明. 日常臨床で役立つ患者への説明用語呂合わせ. 岩岡秀明, 栗林伸一（編著）: ここが知りたい！ 糖尿病診療ハンドブック Ver.3. 中外医学社, 2017, p5-6.

高齢者のための糖尿病診療

第 2 部

各 論

⑤ 高齢者糖尿病の外来診療

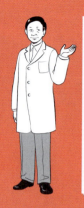

ここが大事！ 外来診療の real point

1. 初診では「意識障害」「自覚症状なし」「既往歴あり」に気をつける
2. 高齢者糖尿病においても，再診時の対応の優劣が治療成績を決定する

　高齢者糖尿病を診療する場合の外来でのやり取りを話します．外来診療自体は，高齢者でも非高齢者と大きくは変わりませんが，ここでは高齢者で特に気をつける点を中心に述べます．話をわかりやすくするために「初診時の対応」と「再診時の対応」に分けて話します．

1. 初診では「意識障害」「自覚症状なし」「既往歴あり」に気をつける

❶ 意識障害の高齢者が初診で来たら，どうする…？

　患者が初診で救急搬送された場合は，どうしたらよいでしょうか…？　一般に診療所では稀ですが，病院であれば，救急搬送される新患患者は決して稀ではありません．高齢者の場合，「脳卒中」「心筋梗塞」「呼吸不全」「敗血症」などの患者が運ばれるケースが多く，意識障害をともなう場合もあります．意識障害があれば，マニュアルに沿った検査と救急処置がなされますが，そのとき，

簡易測定での血糖値情報は必須

です．そこで血糖の著しい低下があれば，**低血糖昏睡**を考えます．一般に著しい高

血糖をともなう意識障害の場合，高齢者ではケトアシドーシスより，**高浸透圧高血糖症候群（HHS）**が多いことが知られています．稀ですが，メトホルミンの処方の有無によらず，乳酸アシドーシスもみられます．これらの場合，緊急入院となるはずです．したがって，これらの詳しい話については，イワオカ先生の「高齢者糖尿病の病棟診療」（**6 章**）の解説をご参考ください．

❷ 自覚症状がはっきりしなくても糖尿病患者である場合も多い

　糖尿病の診断がついていない患者が新患であらわれた場合は，どうしたらよいでしょうか…？ 主訴で「口渇」「多飲」「多尿」「急激な体重減少」など，高血糖を疑わせる訴えや，糖尿病の合併症と思われる症状の訴えがある場合，できるだけ速やかに血液検査をします．しかし高齢者の場合，本人が直接症状を訴えて来るというより，

- だるそうだとか，
- 元気がないとか，
- ボーとしている感じ

などを心配した家族が連れて来て，みかけ上の皮膚の張りのなさなどから脱水も疑われ，検査で高血糖が確認される場合もあります（図 1）．このように比較的緊急性がありそうな場合，病歴の記録を完成する前から**緊急検査**などで**糖尿病の診断**（血糖値での診断基準），**病型**（病歴上の経過の短さ，体重変化，尿ケトンや血中ケトン），**重症度**（血糖値の高さ，臨床上の一般状態の悪さ）を即座に判断し，「自施設で対応すべきか」「他院へ救急搬送すべきか」の対応を決め，その後，丁寧に現病歴，既往歴，家族歴，体重歴などを聴取していく場合もあります．

　そんなに緊急性がなく，自覚症状や目にみえる他覚所見がない場合としては，例えば，検診やドックで血糖高値やHbA1c上昇を指摘されて来院した場合，あるいは他科初見から糖尿病が疑われ紹介されてきた場合などがあります．そのようなケースでは，高齢者でも通常の手順と基準値を用いて糖尿病の診断をします．現病歴，既往歴，家族歴，体重歴（「20歳時の体重」「過去最大体重とそのときの年齢」「体重減少の時期」など）を聴取し，理学的所見を確認します．糖尿病が診断されたら「アキレス腱反射」もできれば初診時に行います．高齢者では，

空腹時血糖より，食後高血糖が顕著な例が多い

といった特徴があります．75 g経口糖負荷試験の2時間値が上昇する場合が多い

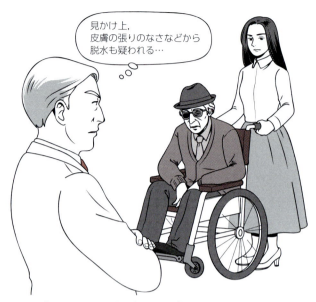

だるそうで，元気がなく，ボーとしている感じ．
ドン・コルレオーネ（晩年）も，映画のなかで糖尿病患者として描かれている

図1 自覚症状が不明瞭でも糖尿病患者と思われる場合

ので，糖負荷試験は有意義ですが，2時間以上にわたる拘束が高齢者のQOLを損ねる点や，一般に高齢者では血管の弾力性が失われて，頻回に採血することが難しい点などから，糖負荷試験を省くことがあります．その場合も基準値を超える高血糖（空腹時血糖126 mg/dL以上，または随時血糖200 mg/dL以上）や，HbA1c（6.5％以上）から診断基準に従って，糖尿病を診断します．

高齢者でも1型糖尿病である場合も少なくありません．疑われる場合には抗GAD抗体を測定し，C-ペプチドなどで膵内分泌機能もチェックしましょう．また，膵疾患や感染症の合併，他疾患のためステロイドで治療中の患者もいます．したがって，他疾患の治療歴や使用薬剤のチェックも重要です．

❸ すでに糖尿病と診断されて，来院してきた患者の場合に，何を聞く…？

　高齢者で初診の場合，すでに糖尿病と診断され，治療されている場合も多いはずです．他院から治療を継続している場合，高血糖の症状の訴えはなくても，合併症が疑われる症状がある場合があります．早期に合併症のチェックを進めましょう．現病歴，既往歴，中断歴の有無，糖尿病合併症や他疾患の受診歴と治療歴も聴取します．まず，

眼科の受診歴は必須

で，糖尿病眼手帳持参の場合はそれを確認し，最近の眼の状況を把握しておきましょう．高齢者の場合，妊娠糖尿病の有無，異常分娩，巨大児出産の有無を聴取する必要性はあまりないでしょう．糖尿病に関する教育入院や栄養指導については，何回くらい受けてきたかも確認します．

　最近の治療歴を聴取したうえで，現在のコントロール状況から治療内容の妥当性をチェックし，おおむね妥当と判断される場合は治療を継続し，妥当でないと判断した場合には変更します．稀に病歴が短く，やせ型で，血糖高値，尿ケトンがときに陽性で，**じつは 1 型糖尿病であったにもかかわらず，経口薬治療をされていることもあります．**このような疑いを抱いた場合は，当日に C-ペプチドなどでインスリン分泌を確認する一方，抗 GAD 抗体や，ときに抗 IA-2 抗体を測定し，結果の出る頃に再来を促す場合もあります．

　SU 薬（スルホニル尿素薬）や基礎インスリン注射を施行している患者では，必ず低血糖の有無を確認します．その場合，

高齢者糖尿病では低血糖を起こしやすいにもかかわらず，明らかな低血糖症状を訴えないことが多い

ので注意します．低血糖症状が非定型的で，聞き出すと，例えば，「頭のくらくら感」「体のふらつき感」「夜間の寝汗」などを自覚している場合があります．また，夕方の空腹感または夕方の間食の摂取習慣（低血糖を意識しないうちに食べてしまう行動）の有無も確認します．これらが確認された場合は，「**隠れ低血糖（意識されていない低血糖）**」である可能性を患者や家族に伝え，低血糖を起こしうる薬剤の減量や

中止を検討します．

　以上，ある程度緊急に対応したほうがよい場合を除き，初診時に前医からの治療法を大幅に変更することは危険です．初対面で「医師–患者間の信頼関係」が十分構築される前からの変更は，過去に患者が受け入れてきた治療法を全面否定することにつながりますので，医師（初診時の担当医師もしくは前医のどちらか）への不信を生む結果になりかねません．したがって，初診当日の治療法の変更は慎重に，通常は再診をくり返して十分説明して理解を得られた場合としましょう．

2. 高齢者糖尿病においても，再診時の対応の優劣が治療成績を決定する

　最近の傾向ですが，「ほとんどの糖尿病患者は外来で診断され」「外来で治療方針が決定され」「外来で治療方針が修正される」，つまりは全経過を外来で診ます．絶対的多数の糖尿病患者においては，血糖管理に限っていうと，一生に一度も入院せずに過ごしているのです．昔からそうだったわけではありません．このようになってきた背景には，最近の社会的・医療経済的影響があるとは思いますが，同時に，外来での診断・治療技術，療養指導技術，治療薬の数と質が大幅に改善してきたからだと思われます．外来診療のコツは初診時も大事ですが，再診時にこそ発揮できるもので，これは高齢者糖尿病でも同様です．

❶ 診療時の面談は重要な情報源
　名前を呼んだとき，

- 患者がすぐに診察室に入って来られるか？
- 入ってきたときの足取りはどうか？
- 椅子に腰を下ろす姿はどうか？
- 上着を脱ぐ動作はどうか？
- 家族が付き添っているか？
- 家族が動作を手助けしているか？

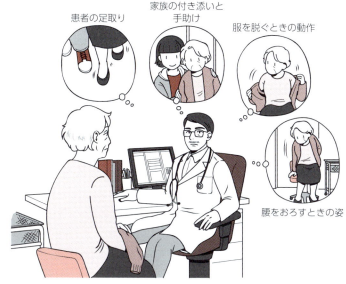

図2 再診時の対応(チェックポイント)

などがフレイル,サルコペニア,ADL低下を推測するうえで重要なメッセージになります(図2).特に長年診療している高齢者の場合,その変化(というより「退化」のスピード)に驚かされることがあります.

声をかけ,相手の反応を伺いながら診療します.たわいのない日常会話や簡単な質問への反応,そのときの顔つき,聴力や視力の障害の有無と程度を観察し,同時に認知機能の状況を判断します.本人の訴えには耳を傾けますが,合併症や他の偶発症を示唆する症状か,老年症候群の症状か否かも鑑別します.

家族が同伴した場合,「認知症を疑わせる出来事」「食事摂取量や摂取内容の状況(低栄養や誤嚥がないかのチェック)」「日常の身体活動の程度」「社会活動の有無」「排泄(尿失禁,便秘・下痢の有無)」「転倒の有無」「乗り物の利用状況」「買い物状況」「服薬状況」「服薬管理の状況」など**手段的ADLを評価**します.フレイルが進行した人では「更衣,移動などに介助が必要か否か」の**基本的ADLも評価**します.身体活動や嗜好品,飲酒習慣や喫煙習慣については患者本人にも確認しますが,同居している家

5 高齢者糖尿病の外来診療

族の受け止め方も参考にします．また，現在の家族構成や生活状態（独居・高齢夫婦世帯など），施設入所またはデイケアなど利用状況も聞き出します[1]．

身体状況のほか，認知機能，心理状態，栄養状態，薬剤，社会・経済状況などを総合的に評価する**高齢者総合機能評価（comprehensive geriatric assessment, CGA）**[1] が行われれば理想的ですが（6章，表1），忙しい外来診療の場では難しい問題といえるでしょう．しかし，断片的であれ得られた情報は外来診療で有効に利用できます．

❷ 低血糖を起こしうる薬剤を使用中の場合の面談法

無自覚の低血糖や重症低血糖があると，「うつ傾向」「認知症」「転倒や骨折」「脳心血管疾患の発生」「突然死」が起こることがあり，QOL の低下や健康寿命が短縮する危険性もあります．また，低血糖症状の可能性が否定できない非定型的な症状，夜間の寝汗，空腹感，ほぼ決まった時間帯での間食摂取習慣の有無については，常に確認するように心がけましょう．HbA1c が「高齢者糖尿病の血糖コントロール目標（HbA1c 値）」[1,2] の下限を下回っている例，HbA1c は高いものの間食習慣が強い例などでは，

隠れ低血糖があるかもしれません．

できれば FGM：Flash Glucose Monitoring（FreeStyle リブレ Pro®）などを活用し，低血糖領域の時間帯がないかどうかを確認してみましょう．それができない場合は，低血糖を起こしうる薬剤を減量，もしくはいったん中止して評価します．

❸ 糖尿病の管理法は「糖尿病診療ミニマム」に従おう

糖尿病のコントロールには，「血糖」「体重」「血圧」「血清脂質」の良好な管理を目指すことが求められますが，高齢者の場合には，同時に「合併症」や「身体機能の状況」の程度も評価し，患者の QOL にも即した個別性に応じた管理が求められます．高齢者糖尿病の血糖コントロール目標に従って HbA1c の目標を決め，患者や家族と共有するようにしましょう．

定期的に次の項目をチェックします．

高齢者糖尿病の管理の real point

<糖尿病診療ミニマム>
① 1～3 カ月毎に尿検査および血糖・HbA1c を測定し，評価する
② 1～3 カ月毎に体重（体組成），血圧，血清脂質を評価する
③糖尿病連携手帳を配布し，記載する
④眼科定期受診を勧め，糖尿病眼手帳を活用する
⑤定期的に足を観察し，年 1 回は足チェックを行う
⑥最低年に一度は尿中アルブミン（尿蛋白）を測定し，評価する
⑦ 1～3 カ月毎に eGFR（推定糸球体濾過量）を測定し，評価する
⑧ほかの合併症をチェックし，がん検診も積極的に勧める
⑨口腔ケアを勧め，必要に応じ医科歯科連携のもと口腔管理を行う
⑩個々に応じた血糖，体重，血圧，血清脂質の管理目標を立て，食事・運動等の生活療法と必要に応じ薬物療法を行う

これらは一般的に糖尿病患者を診察するうえでの必須のミニマムですが，高齢者糖尿病においても当てはまります．あくまで身体的・社会的・精神的状況の許す限りですが，高齢者糖尿病では以下に示すように，さらにこれらを深める必要性も出てきます．

特に，①で，高齢者は随時血糖値が高いことがよくあります．随時血糖値と HbA1c 値に乖離があることが認められる場合は，グリコアルブミン（GA）や 1,5AG（SGLT 2 阻害薬処方中は除く）で血糖管理の良し悪しを確認してみてください．

②で，特に後期高齢者では次第に身長が低下していきます．これは骨・関節の障害を疑う所見です．また，食事制限を強化していないにもかかわらず，体重が次第に減少することもあります．そうした場合は，悪性腫瘍の合併やサルコペニアへの移行がないかを確認しましょう．

③高齢者の場合，糖尿病連携手帳に自分で記入することが難しくなるので，医療者が記載することが必要になります．

さらに，④高齢者になると糖尿病網膜症だけでなく，種々の失明につながる眼疾患も合併します．必ず，定期的に眼科診察を受けるよう本人・家族に伝えましょう．

⑤高齢者の場合，神経障害や視力障害のため，とかく足には無頓着になりがちで

す．不適切な管理で足壊疽につながる足病変（足白癬，爪白癬，たこなど）は早めに治療しておく必要があります．また，足の爪を患者自身が切れない場合は，医療者が行うか皮膚科などで処置をお願いしましょう．アキレス腱反射も年に一度は確認しましょう．

⑦高齢者，特に筋肉量の少ない高齢女性では血清 Cr が低値となるため，eGFR が実際より高めに計算される場合があります．そんな場合は年に一度はシスタチン C を測定し，eGFRcys を評価すべきです．

⑧で，高齢者では大血管症の合併頻度が高いので，心電図はもちろん，できれば頸動脈エコー，脈波も年に一度はチェックをし，症状があれば必ず精査を勧めましょう．糖尿病患者の死因の第 1 位である癌については早期発見する必要性を説明します．自院で検査が十分できない場合はがん検診やドックを勧めます．また，それらを示唆する症状がすでにある場合は必ず該当する科への紹介を行いましょう．高齢者ではそれ以外の疾患の合併頻度も高まっています．他の病気が併発していないか常にチェックする気持ちが大切です．

そのほか，⑨糖尿病患者，特に高齢者では口腔ケアが大切です．齲歯や歯周病が悪化して歯牙欠損とならないように，また，歯牙欠損があれば咀嚼機能がある程度発揮できるように補綴が必要となります．高齢者では定期的な歯科受診も必須といえましょう．

❹ 高齢者糖尿病の治療法や教育，家族・介護者とのかかわり方を整理しよう

高齢者糖尿病の場合，糖尿病に対する知識や情報は目下の患者の診療に直結した最小限は伝えますが，糖尿病の基本情報をすべて教えることは必須ではありません．食事療法，運動療法も患者自体に理解しやすく，無理せず実現できるものとし，個々の患者の心身の機能をできるだけ保持するための対策を中心にする必要があります．

薬物治療する場合，高齢者でも病態を考慮する必要はありますが，それ以上に，身体機能，認知機能，心理状態，社会・経済状況を考慮した治療法，薬物による有害事象をできるだけ回避する治療法，QOL をできるだけ維持する治療法が望まれます．治療目標も余命を考慮し，無理なく実現可能なものにする必要があります．

患者が高齢化すればするほど，また，フレイルになればなるほど，家族や介護者の力を借りなければ，糖尿病管理は不可能になります．そのためには早いうちからでき

るだけ外来診療に付き添ってもらうことが大切です．

　最後に，糖尿病がコントロールできないとか，腎障害が進行してきたとか，癌や他の疾病が疑われる場合，専門医・専門医療施設への紹介を躊躇しないようにしましょう．

［栗林　伸一］

●引用文献
1）日本糖尿病学会・日本老年医学会（編・著）：高齢者糖尿病治療ガイド 2018．文光堂，2018．
2）日本糖尿病学会（編・著）：糖尿病治療ガイド 2018-2019．文光堂，2018．

6 高齢者糖尿病の病棟診療

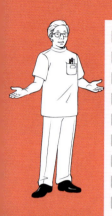

ここが大事！入院管理の real point

1. 入院後，早期に CGA を行い，患者ごとの糖尿病治療と退院支援を
2. 薬物療法では低血糖を起こさないことが最優先
3. 介護者による内服を考慮し，なるべく1日1回内服や1週間に1回内服を
4. インスリンを導入する場合は，血糖管理が安定したら「2回打ち」「1回打ち」と，ステップダウンする
5. シックデイ時の血糖値のみに応じた「単純なスライディング・スケール法」は，血糖管理をかえって不安定にする

1. 入院後，早期に CGA を行い，患者ごとの糖尿病治療と退院支援を

　入院中は，通常の糖尿病治療と並行して，早期に**高齢者総合機能評価（comprehensive geriatric assessment, CGA）**を行い，個々の患者ごとの糖尿病治療と退院支援を行う必要があります．高齢者の場合，若年者・中年者とは異なり，以下の CGA の項目を的確に評価しないと，個別の治療目標や退院支援計画がうまく立てられないからです．CGA は，

①基本的 ADL（BADL）
②手段的 ADL（IADL）
③認知機能
④気分・情緒・幸福度
⑤コミュニケーション能力
⑥社会的環境

という6項目から，高齢者を総合的に評価する方法です．例えば，次頁の CGA7

（高齢者総合機能評価簡易版）はスクリーニングとして有用です（表1）[1].

表1 CGA7（高齢者総合機能評価簡易版）評価表［文献1）より］

CGA7（高齢者総合機能評価簡易版）評価表　　氏名＿＿＿＿＿＿様

・包括的評価の対象（該当する項目に ☑ を入れる）　《記入日》＿＿年＿＿月＿＿日

✓	項目	✓	項目	✓	項目	✓	項目
	75歳以上		BADL/IADLの障害		担癌患者		脳卒中の既往
	アルコール多飲歴		5種類以上の内服		抗精神病薬・抗不安薬の使用		数回の転倒歴
	尿・便失禁		視力・聴力低下		低体重		せん妄の既往
	独居		頻回の入院歴		要支援1以上		フレイル

・BADL/IADLの評価 "THEAD SHAFT"　《記入日》＿＿年＿＿月＿＿日

	項目	内容	評価（いずれかに○）	
BADL	排泄　T：Toileting	トイレまで行けますか	行ける	行けない
		おむつは使っていますか	使っていない	使っている
	衛生　H：Hygiene	入浴はどうしていますか	できている	できていない
		歯磨きは？	できている	できていない
	食事　E：Eating	1人で食べられますか	食べられる	食べられない
		介助は必要ですか	必要ない	必要
		食事形態は？		
	歩行　A：Ambulating	1人で散歩できますか	できる	できない
		屋外歩行は？	できる	できない
		杖は？	必要ない	必要
	着替え　D：dressing	1人で着替えができますか	できる	できない
IADL	買い物　S：Shopping	買い物で困ることはありませんか	ない	ある
	掃除や片づけ　H：Housework	掃除は1人でしていますか	している	していない
	お金や財布の管理　A：Accounting	お釣りの計算で困ることはありませんか	ない	ある
	炊事　F：Food Preparation	食事の用意は自分でできますか	できる	できない
	外出　T：Transport	公共交通機関は利用していますか	している	していない

・CGA7　《記入日》＿＿年＿＿月＿＿日

分類	内容	評価（いずれかに○）		次へのステップ
意欲	（外来）自分から進んであいさつするか	する	しない	Vitality index
	（入院）定時に起床するか，看護やリハビリに積極的に参加	する	しない	
認知機能 復唱	「これから言う言葉を繰り返してください」 「後でまた聞きますから覚えておいてください」	（例）桜・猫・電車		MMSE・HDS-R
IADL 交通機関の利用	外来の場合：「今日はここへどうやって来ましたか？」 入院の場合：「普段，1駅以上離れた場所へどうやって行きますか？」	自分でバス，電車等で移動	付き添いが必要	IADL
認知機能 遅延再生	「先ほどの言葉を言ってください」	ヒント無しで全部正解		MMSE・HDS-R
BADL：入浴	「お風呂は1人で入って洗うのも手助けはいらないか？」	いらない	必要	Barthel index
BADL：排泄	「失礼ですがトイレで失敗してしまうことはありませんか？」	ない	ある	
情緒	「自分が無力だと思うことはありませんか？」	ない	ある	GDS-15

BADLは，「食事・歩行・入浴・排泄」などの生活行動のことです．IADLは，BADLよりも複雑で高次な行動のことを指し，「電話・買い物・食事の準備・家事・洗濯・公共交通機関の利用・服薬管理・金銭管理」の8項目です．
　CGAを初めて導入する場合は，次の基本チェックリストを利用するとよいでしょう．これは，25項目からなる質問票で，「ADL・運動機能・栄養・食事・活動性・認知機能・うつ」のスクリーニングが可能です（**表2**）[2]．

　認知症検査の **MMSE（Mini-Mental State Examination：ミニメンタルステート検査）** については，**表3**[3] および以下URLをご参照ください（https://www.jpn-geriat-soc.or.jp/tool/tool_02.html）．

表2 生活機能評価に関する基本チェックリスト [文献2) より]

基本チェックリスト

No.	質問項目	回　答 (いずれかに ○をお付け下さい)		
1	バスや電車で1人で外出していますか	0. はい	1. いいえ	
2	日用品の買物をしていますか	0. はい	1. いいえ	
3	預貯金の出し入れをしていますか	0. はい	1. いいえ	
4	友人の家を訪ねていますか	0. はい	1. いいえ	
5	家族や友人の相談にのっていますか	0. はい	1. いいえ	
6	階段を手すりや壁をつたわらずに昇っていますか	0. はい	1. いいえ	⎫
7	椅子に座った状態から何もつかまらずに立ち上がっていますか	0. はい	1. いいえ	｜
8	15分位続けて歩いていますか	0. はい	1. いいえ	運動
9	この1年間に転んだことがありますか	1. はい	0. いいえ	｜
10	転倒に対する不安は大きいですか	1. はい	0. いいえ	⎭
11	6ヵ月間で2～3kg以上の体重減少がありましたか	1. はい	0. いいえ	⎫ 栄養
12	身長　　cm 体重　　kg (BMI=　　) (注)			⎭
13	半年前に比べて固いものが食べにくくなりましたか	1. はい	0. いいえ	⎫
14	お茶や汁物等でむせることがありますか	1. はい	0. いいえ	口腔
15	口の渇きが気になりますか	1. はい	0. いいえ	⎭
16	週に1回以上は外出していますか	0. はい	1. いいえ	⎫ 閉じこもり
17	昨年と比べて外出の回数が減っていますか	1. はい	0. いいえ	⎭
18	周りの人から「いつも同じ事を聞く」などの物忘れがあるといわれますか	1. はい	0. いいえ	⎫
19	自分で電話番号を調べて、電話をかけることをしていますか	0. はい	1. いいえ	認知症
20	今日が何月何日かわからないときがありますか	1. はい	0. いいえ	⎭
21	(ここ2週間) 毎日の生活に充実感がない	1. はい	0. いいえ	⎫
22	(ここ2週間) これまで楽しんでやれていたことが楽しめなくなった	1. はい	0. いいえ	｜
23	(ここ2週間) 以前は楽にできていたことが今ではおっくうに感じられる	1. はい	0. いいえ	うつ
24	(ここ2週間) 自分が役に立つ人間だと思えない	1. はい	0. いいえ	｜
25	(ここ2週間) わけもなく疲れたような感じがする	1. はい	0. いいえ	⎭

(注) BMI (=体重 (kg) ÷身長 (m) ÷身長 (m)) が18.5未満の場合に該当とする

表3 MMSE（Mini-Mental State Examination：ミニメンタルステート検査）[文献3) より]

Mini-Mental State Examination (MMSE)

検査日：200　　年　　月　　日　　曜日　　施設名：_____

被験者：_____　男・女　生年月日：明・大・昭　　年　　月　　日　　歳

プロフィールは事前または事後に記入します．　　検査者：_____

得点：30点満点

	質問と注意点		回答	得点
1 (5点) 時間の 見当識	「今日は何日ですか」 「今年は何年ですか」 「今の季節は何ですか」 「今日は何曜日ですか」 「今月は何月ですか」	*最初の質問で，被験者の回答に複数の項目が含まれていてもよい．その場合，該当する項目の質問は省く．	日 年 曜日 月	0　1 0　1 0　1 0　1 0　1
2 (5点) 場所の 見当識	「ここは都道府県でいうと何ですか」 「ここは何市（*町・村・区など）ですか」 「ここはどこですか」 （*回答が地名の場合，この施設の名前は何ですか，と質問をかえる．正答は建物名のみ） 「ここは何階ですか」 「ここは何地方ですか」		 階 	0　1 0　1 0　1 0　1 0　1
3 (3点) 即時想起	「今から私がいう言葉を覚えてくり返し言ってください． 『さくら，ねこ，電車』はい，どうぞ」 *テスターは3つの言葉を1秒に1つずつ言う．その後，被験者にくり返させ，この時点でいくつ言えたかで得点を与える． *正答1つにつき1点．合計3点満点． 「今の言葉は，後で聞くので覚えておいてください」 *この3つの言葉は，質問5で再び復唱させるので3つ全部答えられなかった被験者については，全部答えられるようになるまでくり返す（ただし6回まで）．			0　1 2　3
4 (5点) 計算	「100から順番に7をくり返しひいてください」 *5回くり返し7を引かせ，正答1つにつき1点．合計5点満点． 　正答例：93　86　79　72　65 *答えが止まってしまった場合は「それから」と促す．			0　1　2 3　4　5
5 (3点) 遅延再生	「さっき私が言った3つの言葉は何でしたか」 *質問3で提示した言葉を再度復唱させる．			0　1　2　3
6 (2点) 物品呼称	時計（又は鍵）を見せながら「これは何ですか？」 鉛筆を見せながら「これは何ですか？」 *正答1つにつき1点．合計2点満点．			0　1　2
7 (1点) 文の復唱	「今から私がいう文を覚えてくり返し言ってください． 『みんなで力を合わせて綱を引きます』」 *口頭でゆっくり，はっきりと言い，くり返させる．1回で正確に答えられた場合1点を与える．			0　1
8 (3点) 口頭指示	*紙を机に置いた状態で教示を始める． 「今から私がいう通りにしてください． 右手にこの紙を持ってください．それを半分に折りたたんでください． そして私にください」 *各段階毎に正しく作業した場合に1点ずつ与える．合計3点満点．			0　1　2　3
9 (1点) 書字指示	「この文を読んで，この通りにしてください」 *被験者が音読でも黙読でもかまわない．実際に目を閉じれば1点を与える．		裏面に 質問有	0　1
10 (1点) 自発書字	「この部分に何か文章を書いてください．どんな文章でもかまいません」 *テスターが例文を与えてはならない．意味のある文章ならば正答とする．（*名詞のみは誤答，状態などを示す四字熟語は正答）		裏面に 質問有	0　1
11 (1点) 図形模写	「この図形を正確にそのまま書き写してください」 *模写は角が10個あり，2つの五角形が交差していることが正答の条件．手指のふるえなどはかまわない．		裏面に 質問有	0　1

ここで，CGAによる評価・退院支援について，実際の症例を提示して解説します．

○症例．78歳，男性

（診断名）　2型糖尿病，高血圧症，脂質異常症，認知症

（現病歴）
　数年前から上記疾患にて他院通院中，服薬アドヒアランス不良で，血糖コントロールが不良のため，当院を紹介された．当院初診時，「随時血糖 326 mg/dL」「HbA1c 12.1%」「尿ケトン体：陰性」のため入院となった．

（生活歴）
　妻と同居，子ども達とは別居，食事は3食とも妻が担当，間食が多い，運動習慣なし

（内服薬）
　アマリール®（1 mg）：2T　2回（朝，夕）；SU 薬
　エクア®（50 mg）：2T　2回（朝，夕）；DPP-4 阻害薬
　メトグルコ®（250 mg）：2T　2回（朝，夕）；ビグアナイド系血糖降下薬
　ノルバスク®（5 mg）：1T　1回（朝）；ジヒドロピリジン系 Ca 拮抗薬
　クレストール®（2.5 mg）：1T　1回（夜）；HMG-CoA 還元酵素阻害薬
　ガスター®（10 mg）：1T　1回（夜）；H_2受容体拮抗薬

（入院時現症）
　身長：162 cm，体重：61 kg，BMI：23
　血圧：146/82 mmHg，脈拍：72/回，体温：36.7℃
　頭頸部：異常なし，胸腹部：異常なし，四肢：異常なし，浮腫：なし

（認知機能評価）
　MMSE 20点，軽度認知機能低下あり

(糖尿病合併症)
　腎症：eGFR 58 mL/min，尿中アルブミン：20 mg/g・Cr，腎症：1期
　網膜症：単純性網膜症，白内障があり，視力低下あり
　神経障害：なし

○高齢者総合機能評価（CGA）
1）退院支援のスクリーニング
　　　入院形態：予定入院
　　　居住形態：高齢夫婦
　　　薬剤管理不足による疾患の増悪：あり
　　　介護者：あり（妻），ただし介護者の妻にも認知症あり
　　　認知症：あり
　　　基本的 ADL：自立
　　　手段的 ADL：内服管理・買い物・金銭管理は不可
　　　排泄に介助を要する：なし
　　　社会保障制度：未申請
　　　利用中の社会資源：なし
　　　担当ケアマネージャー：なし
　　　他院時予想される医療処置：あり

○対　策 1
　認知症の妻と 2 人暮らしのため，退院後は介護保険を使用した在宅療養が必要と判断し，入院当日より退院調整看護師が介入して，退院支援を行った．

2）転倒・転落アセスメント
　　　年齢：70 歳以上である
　　　視覚障害：ある
　　　身体的機能障害：ふらつきがある
　　　精神的機能障害：認知症あり
　　　活動領域：歩行器の使用

薬剤：降圧薬, 経口血糖降下薬あり
　　排泄：問題なし

○対　策 2
　転倒・転落のリスクがあるため, ベッドの高さと柵の確認, ベッド周囲の障害物の確認と除去, 夜間照明の確保, 排泄の介助・誘導, 離床センサーマットの使用, などの対策を行った.

（入院後の治療経過）

　著明な高血糖があり, ブドウ糖毒性解除のため, 超速効型インスリン3回と持効型インスリン1回による **BBT（basal-bolus therapy, 基礎-追加インスリン療法）** を開始した. ノボラピッド®（朝4, 昼4, 夕4）, トレシーバ®（夕4単位）から開始し, 漸増した. アマリール, エクアは中止とし, メトグルコのみ継続とした.

　入院後約2週間で, 血糖コントロールは改善したため, 退院に向けて, ノボラピッドは中止として, トレシーバ（昼8単位）と, GLP-1受容体作動薬のトルリシティ®（週1回）の併用に切り替えた.

　妻にインスリン注射を指導したが, 高齢で認知症もあり困難なため, 月・水・金に訪問看護の導入を決定した.

（退院時処方）
　　トレシーバ：昼8単位（月・水・金）
　　トルリシティ：毎週水曜の昼
　　メトグルコ（250 mg）：2T　2回（朝, 夕）
　　メトグルコ以外の薬剤は, すべて朝のみとして一包化した.
　　ノルバスク（5 mg）：1T　1回（朝）
　　クレストール（2.5 mg）：1T　1回（朝）
　　ガスター（10 mg）：1T　1回（朝）

2. 薬物療法では低血糖を起こさないことが最優先
3. 介護者による内服を考慮し，なるべく 1 日 1 回内服や 1 週間に 1 回内服を

　高齢者の低血糖は，転倒・骨折を起こし，さらに認知症の悪化や，死亡率の増加につながるため，薬物療法では「低血糖を起こさないことが最優先」となります[4]．

　また，退院後に備えて，介護者が内服させやすくするためにも，なるべく 1 日 1 回内服や 1 週間に 1 回内服とすることも重要です．
　経口血糖降下薬の選択についての詳述は，8 章の高齢者糖尿病の薬物療法をご覧いただきたいのですが，腎機能が「eGFR 45 mL/min」以上あれば，たとえ高齢者でもメトホルミンは使用可能であり，その他，内服薬では DPP-4 阻害薬が，注射薬では GLP-1 受容体作動薬が，低血糖をきたさないことと，重篤な副作用が少ないことから使用しやすい薬剤です．特に，週に 1 回製剤の DPP-4 阻害薬のザファテック®とマリゼブ®，GLP-1 受容体作動薬のトルリシティは，在宅医療でもよく使用されています．
　高齢者では，

メトホルミン，DPP-4 阻害薬，GLP-1 受容体作動薬

という 3 種類の薬剤を中心に使用しますが，**もちろん，たとえ高齢者であっても，「著明な高血糖時（随時血糖 300〜350 mg/dL 以上，HbA1c 10％以上）」「全身感染症時」「手術前後」には，直ぐにインスリンを導入します．**

　その場合は，眠前に基礎インスリンとして持効型インスリン（トレシーバ，ランタス XR®など）を 1 回，各食直前に追加インスリンとして超速効型インスリン（ノボラピッド，ヒューマログ®など）を 3 回注射する basal-bolus therapy（BBT）が，最も良好な血糖コントロールが得られます[5]．

4. インスリンを導入する場合は，血糖管理が安定したら「2回打ち」「1回打ち」と，ステップダウンする

1型糖尿病やDKA（糖尿病ケトアシドーシス）のような高血糖緊急症を除けば，インスリン療法の開始時は，実測体重当たり0.3単位を4等分して均等に振り分けます．例えば，体重50kgの患者の場合は，総量16単位として，持効型インスリンを眠前に4単位，超速効型インスリンを各食直前に（4-4-4）として開始します．

その後は，毎日4回の血糖測定をして，インスリン量を調整していきます．

BBTで血糖コントロールが安定したら，混合型インスリンの1日2回注射へ，持効型インスリンの1日1回注射と内服薬の併用へと，ステップダウンをしていきましょう．退院後の在宅または療養型施設での診療に備えて，退院前にインスリンの回数をできるだけ少なくしておくことが重要です．

なお，在宅療養の場合は，持効型インスリン製剤のなかでも，最も作用時間が長いトレシーバを選択しましょう．トレシーバは作用時間が42時間もありますので，先に提示した症例のように，自己注射ができず，ご家族の協力も得られない場合には，訪問看護による月・水・金の注射が可能です．

5. シックデイ時の血糖値のみに応じた「単純なスライディング・スケール法」は，血糖管理をかえって不安定にする

高齢糖尿病患者が感染症などシックデイのときは，たいてい高血糖になり，さらに脱水もともなうと著しい高血糖になる結果，**高浸透圧高血糖症候群**（hyperosmolar hyperglycemic syndrome：HHS）をきたす危険があります．

一方，重症の敗血症では低血糖になることもあります．さらに高齢糖尿病患者では急に食欲不振となり，血糖コントロールが不安定となりやすいのです．高血糖も低血糖も予後不良です．

このような急性期の患者では，下記Pointのように目標血糖値を定め，次の❶と❷の方法で血糖コントロールをするとよいでしょう．

高齢者糖尿病の difference point
高齢糖尿病患者では，目標血糖値は100〜250mg/dLくらいとする

❶ 高血糖で，食事摂取がほとんどできない場合

まず，シリンジ・ポンプから速効型インスリンの持続静注による血糖コントロールを行います．具体的には，シリンジ・ポンプに「速効型インスリン50単位＋生理食塩水49.5 mL」を入れ，持続静注で表4のスライディング・スケールを使用します．

1日150 gのブドウ糖が入るように輸液を調整して，6時間ごとに血糖値を測定し，速効型インスリンは1.5 mL/hr（1.5単位/hr）で開始します．

この場合，点滴中のブドウ糖は24時間均等な濃度にして使用することが重要です（例えば，500 mL中にブドウ糖50 gを入れ，1日3本で合計ブドウ糖150 g/1,500 mLとします．これを24時間で点滴します）．

もちろん，1日点滴量は患者の全身状態により適宜増減します．

表4 シリンジ・ポンプからの速効型インスリン持続静注によるスライディング・スケールの指示例

血糖値	速効型インスリン
350 mg/dL 以上	＋0.4 mL/hr
250〜349 mg/dL	＋0.2 mL/hr
100〜249 mg/dL	0（そのまま）
80〜99 mg/dL	−0.2 mL/hr
71〜79 mg/dL	−0.4 mL/hr
70 mg/dL 以下	−0.6 mL/hr として 50%ブドウ糖 20 mL 静注

❷ 食事摂取が可能な場合

食事摂取が可能な患者では，各食直前の超速効型インスリンと眠前の持効型インスリンによる1日4回の皮下注療法を行います．

食事摂取量が不安定な患者では，食直後に食事摂取量に応じて超速効型インスリン量をスライディングさせて使用します．この場合，眠前の持効型インスリンは，空腹時血糖値をみながら固定量の注射とすることが重要です．

しかし，**その時点の血糖値のみに応じた従来からの「単純なスライディング・スケール法」は，血糖コントロールをかえって不安定にするので，極力その使用を避ける**ことが重要です．

Dr.Iwaoka のつぶやき 3　HbA1c と血糖値の解離

HbA1c 1％ あたり，平均血糖値は約 30 mg/dL ずつ上がります．正常では，HbA1c は 5％，平均血糖値は 100 mg/dL ですので，例えば 10％ ですと，平均血糖値は 250 mg/dL 程度と想定されます．

そこで，HbA1c と血糖値が解離している場合，例えば，A さんは，HbA1c は 8.5％ なのに血糖値が 380 mg/dL…，このような場合には，以下の 2 つの可能性を考えます．

1) HbA1c が，実際よりも低すぎる場合
　これは，貧血があるか，もしくは肝硬変，腎不全の場合です．その場合は，血糖コントロールの指標として HbA1c は不適切ですので，グリコアルブミン（GA）を使用します．

- GA は，過去 2〜3 週間の平均血糖値をあらわします．
- GA は，HbA1c の約 3 倍と覚えます．
- HbA1c 7％ は，GA では約 21％ に相当します．

2) もしくは，たまたまおいしいもの，甘いもの，ご飯などをたくさん食べたあとで，そのときの血糖値だけが高く出た場合が考えられます．その場合は，別の日に血糖値を再検してみましょう．

［岩岡　秀明］

● 引用文献

1) http://www.kyoto-hokenkai.or.jp/ninna/doc/yousi03.pdf.
2) http://www.mhLw.go.jp/topics/2009/05/dL/tp0501-1c_0001.pdf.
3) http://yoshiya-hasegawa.com/life_doctor/mmse.pdf.
4) 日本糖尿病学会・日本老年医学会（編・著）：高齢者糖尿病治療ガイド 2018．文光堂，2018．
5) 鈴木義史．インスリン療法．岩岡秀明，栗林伸一（編著）：ここが知りたい！ 糖尿病診療ハンドブック Ver.3．中外医学社，2017，p110-34．

7 周術期の管理と注意点

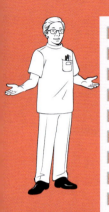

ここが大事！ 周術期管理の real point

1. 術前に「栄養状態」「脱水」「電解質」を評価し，改善や補正を行う
2. 術前の合併症の評価では，虚血性心疾患・腎機能・呼吸機能の評価が重要
3. 軽症の糖尿病患者でも高齢者の場合，術後に脱水と感染を併発すると，HHS の恐れあり
4. 特に大手術後で IVH を行う症例では，要注意！
5. 術後，栄養障害患者（BMI18 未満）では，急激に栄養を補給すると，refeeding syndrome の恐れあり

1. 術前に「栄養状態」「脱水」「電解質」を評価し，改善や補正を行う

　外来診療（5章），病棟診療（6章）とみてきましたので，ここで周術期の管理もお話ししたいと思います．まず，高齢者の栄養状態の特徴から述べます．高齢者は，

- 尿の濃縮力が低下していて，水分が保持しにくいこと，
- 口渇感の低下および頻尿を恐れることから水分摂取を控えていること，

などから，**総体内水分量は「高齢男性で 50％」「高齢女性で 45％」**と成人の 60％に比し減少しており，細胞外液は保持されますが，筋肉量減少にともない細胞内液が減少しているのが特徴です．
　また，低下レニン・低アルドステロン状態となり，**Na 保持能力が低下**しているため，術前に約 20％は低 Na 血症が，約 10％は高 Na 血症が認められます[1]．さらに 80 歳以上では，23％に低タンパク血症を，11％に低アルブミン血症を認めます[2]．

高齢者は、脱水リスクが高い

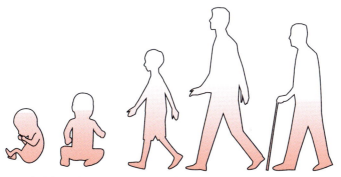

新生児は体重の約75%，子どもは70%，成人は60%，
高齢者では50%の水分が占めている

岩崎　鋼，他（著），岩田健太郎（監修）：高齢者のための漢方診療．丸善出版，2017より

　栄養状態の指標としては，プレアルブミン（TTR）が，半減期が短く，血管外プールも小さいため，内臓タンパク合成量の変化を鋭敏に反映する指標としてよく使用されています．このように高齢者では，術前に栄養状態，脱水，電解質を評価し，栄養状態の改善，脱水や電解質異常の補正が必要になります．

高齢者の栄養状態の特徴
▷ 総体内水分量50%以下，筋肉量減少により細胞内液も減少
▷ Na保持能力の低下により，低Na血症，高Na血症もあり
▷ 80歳以上では，低タンパク血症，低アルブミン血症もあり

2. 術前の合併症の評価では，虚血性心疾患・腎機能・呼吸機能の評価が重要

　次に，術前の合併症の評価が必要になります．周術期は，特に虚血性心疾患・腎機能・呼吸機能の評価が重要です．さらに糖尿病患者では，虚血性心疾患・腎機能低下をきたしやすいため，より重要となります．以下，❶～❸の項目ごとに述べます．

❶ 虚血性心疾患の評価

心電図だけでなく，心エコーも実施して，無症候性心筋虚血を除外します．糖尿病患者，特に高齢者では，無症候性心筋虚血が多いため，その除外が重要になります．

❷ 腎機能の評価

高齢者では，血清クレアチニン（Cr）はときに正常値となりますので，必ず eGFR（できれば，シスタチン C が望ましい）で評価します．

BUN/Cr の上昇は，腎機能低下以外に，出血，感染，脱水などでも起こります．

❸ 呼吸機能の評価

胸部 X 線写真，呼吸機能検査だけでなく，PaO_2 の予測値（$PaO_2 = 100 -$ 年齢 $\times 0.32$）との比較や $A - aDo_2$（肺胞気－動脈血酸素分圧較差）を測定して，肺機能の低下を予測します．

また，術後呼吸器合併症は喫煙によりリスクが増加するので，術前から禁煙を実行してもらうことも重要です．

3. 軽症の糖尿病患者でも高齢者の場合，術後に脱水と感染を併発すると，HHS の恐れあり
4. 特に大手術後で IVH を行う症例では，要注意！

そして，術後のポイントですが，術後の経口摂取開始時期を理解することが重要です．（飲水開始：食事開始日）は，消化管手術以外では原則（1：1日）となります．消化管手術の場合は，だいたい食道切除（7：7日），胃全摘（3：3日），結腸切除（1：3日），直腸切除（人工肛門なし 1：5日，あり 1：2日），肝切除（1：2日），膵島十二指腸切除（1：7日，ただし術後第1病日から経腸栄養開始）となります．術後に脱水と感染を併発すると，**高浸透圧高血糖症候群**（hyperosmolar hyperglycemic syndrome；HHS）をきたすことがあり，注意が必要です．大手術後で **IVH（中心静脈栄養）** を行う症例は，特に気をつけてください．

一方，経腸栄養は，IVH よりも安全かつ生理的で，血糖上昇もゆるやかです．「経腸栄養剤 200〜300 kcal/day」を 25 mL/hr から開始して，25 kcal/kg/day まで，経過をみながら増量します．この間のインスリン治療は，通常の成人と大きな違いはありません．

> **Dr.Iwaoka のつぶやき 4　周術期の目標血糖値**
>
> 　さて，周術期の目標血糖値は，2009年の NICE-SUGAR trial において，目標血糖値を「144〜180 mg/dL」とする従来療法での死亡率が最も低かったことから，当時推奨されていた目標血糖値「80〜110 mg/dL」とする厳格な血糖コントロールの有効性[3]が覆され，従来療法がスタンダードとなりました[4]．
>
> 　2001年の study と，NICE-SUGAR trial との違いは，まず単施設と多施設の違い，症例数の違い（前者は約1,500例，後者は約6,000例）です．
> 　また，2001年の study の対象は心臓外科系のバイパス手術が多く，中心静脈栄養（IVH）をかなり使用していました．また，エンドポイントが ICU での死亡のため，3〜7日で対象者が死亡したという結果でした．
> 　一方，NICE-SUGAR trial に関しては，内科系の患者も含まれていましたが，外科系のサブスタディもフォローアップが90日と長いスパンでみています．
> 　このように，多施設で，より多数の症例で，より長い期間について検討することで，新たなエビデンスが示されましたが，それは「従来どおりの血糖コントロールのほうがよい」という結果でした．

5. 術後，栄養障害患者（BMI18未満）では，急激に栄養を補給すると，refeeding syndrome の恐れあり

　最後に，術後輸液管理での注意点を述べたいと思います．前述したとおり，軽症の糖尿病患者でも，高齢者の場合には，術後に脱水と感染を併発すると，HHS をきたす場合があり，特に大手術後で中心静脈栄養（IVH）を行う症例では注意を要します．

　また，栄養障害患者で BMI 18未満の患者に，急激に栄養を補給すると，**refeeding syndrome（リフィーディング症候群）** を生じることがあります．これは，低リン血症を主体とする病態であり，「意識障害」「痙攣」「心不全」「呼吸不全」など重篤な病態を呈します．IVH では48時間前後，経腸栄養では7日程度に起こることがあり，注意が必要です[5]．

　以上のように，高齢者では，術前術後の評価とリスクの予知に関して，細心の注意を払う必要があります．

［岩岡　秀明］

●**引用文献**

1) 富澤勇貴，池田健一郎：超高齢者の周術期栄養管理．臨床栄養，2009；114（6）：725-30．
2) 高金明典，寺島雅典，他：多変量解析を用いた高齢者胃癌症例の術後合併症危険因子及び予後因子の検討．日消外会誌，1999；32（5）：1151-9．
3) van den Berghe G, Wouters P, et al: Intensive insulin therapy in critically ill patients. N Engl J Med. 2001 Nov 8; 345（19）: 1359-67.
4) Frisch A1, Chandra PF, et al: Prevalence and clinical outcome of hyperglycemia in the perioperative period in noncardiac surgery. Diabetes Care. 2010 Aug; 33（8）: 1783-8.
5) De Silva A, Smith T, et al: Attitudes to NICE guidance on refeeding syndrome. BMJ. 2008 Jul 8; 337: a680.

8 高齢者糖尿病の薬物療法

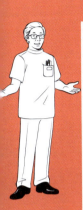

ここが大事！ 薬物療法の real point

1. 高齢者では「低血糖」と「腎機能低下」が薬剤選択のキモ
2. 高齢者では，SU薬はなるべく使用しない！
3. 75歳（原則）までは，禁忌でなければ「メトホルミン」
4. 76歳以上 and/or 腎不全の場合は，胆汁排泄型のDPP-4阻害薬
5. インスリンが必要な場合は，持効型インスリン（1回注射）と内服薬を併用
6. GLP-1受容体作動薬，特にデュラグルチドは週1回の注射でよい（低血糖リスクもなく，高齢者でも「OK」な薬剤）

1. 高齢者では「低血糖」と「腎機能低下」が薬剤選択のキモ
2. 高齢者では，SU薬はなるべく使用しない

1980年代までは，糖尿病治療薬といえば，**SU薬（スルホニル尿素薬）** と **インスリン（中間型と速効型）** しかありませんでした．

したがって，「2型糖尿病では，SU薬を最大用量まで使用し，血糖コントロールが不良な場合に中間型インスリン1回から2回注射に変更する」という医療が長年行われてきました．

そうした事情もあり，長年SU薬が広く使用されてきましたが，近年は特に「高齢者での重症低血糖」が大きな問題となってきました．そのため，

①特に高齢者ではSU薬はなるべく使用しないこと，
②やむを得ず使用する場合はできるだけ最少量で，
③他剤との併用で，なるべく最後に使用すること，

が重要でしょう[1]．つまり高齢者では，まず低血糖管理に注力する，がキモになります．また，加齢にともない腎機能も，低下してきます．

次に，高齢者の2型糖尿病の適切な薬剤選択のポイントを述べます．

3. 75歳（原則）までは，禁忌でなければ「メトホルミン」

■ 経口血糖降下薬

高齢者では，「低血糖」と「腎機能低下」が，薬剤師選択における重要なポイントです．では，代表的な糖尿病薬を用いて，イワオカが実臨床ベースでポイントをおさらいします．

①メトホルミン

日本人の高齢者でも原則75歳までは，禁忌（腎不全，肝硬変，呼吸不全，心不全，全身感染症，手術前後，アルコール依存症）でない場合は，**メトホルミンが第一選択薬**になります．

メトホルミンは，糖尿病患者にとって最も重要な心血管イベントを有意に減らすエビデンスがある薬剤です[2]．経口薬で，心血管イベントを有意に減らすエビデンスがある薬剤は，メトホルミンと一部のSGLT2阻害薬だけなのです．しかし，

「それは，米国や英国でのエビデンスだ」
「日本人は高度肥満でないから適用できない」

と考える方もいらっしゃるかもしれませんが，同じアジア人である中国人を含む研究でのエビデンス[2]も報告されていることから，日本人にも適用されると考えられます．

そのほかにも，①体重を増やさないこと，②単独では低血糖リスクがないこと，③食欲抑制作用があること，④トリグリセライド（中性脂肪）や，⑤LDLコレステロールを下げる働きがあること，⑥安価であること，⑦癌発生抑制効果も期待されていることから，日本人でも禁忌でない場合はメトホルミンが第一選択薬と考えるべきでしょう．

ただし，乳酸アシドーシスをきたす危険性が高くなる「腎不全」「肝硬変」「呼吸不全」「心不全」「全身感染症」「手術前後」「アルコール依存症」の患者では，メトホルミンは禁忌となります．

　実際に，日本でメトホルミンの最大使用可能用量が2,250 mgとなってから報告された重篤な乳酸アシドーシス50例のうち，死亡10例を分析したところ，いずれも使用禁忌例に対する投与または80歳代の高齢者だったことが報告されています．日本人での乳酸アシドーシスの発症頻度は1.9例/10万人/年です[3]．

　したがって，禁忌例には使用しないこと，そして

原則として，76歳以上の後期高齢者では新規に使用しない

ことさえ守れば，メトホルミンは高齢者にとって極めて安全な薬と捉えられます．比較的多い副作用は胃腸症状（「悪心・嘔吐」「食欲不振」「下痢」「腹部膨満」など）です．少量（1日500 mg）から使用を開始し漸増していけば，消化器症状もコントロールしやすくなります．

4. 76歳以上 and/or 腎不全の場合は，胆汁排泄型のDPP-4阻害薬

② DPP-4阻害薬，またはα-GI

　75歳までは原則メトホルミンですので，76歳以上の後期高齢者や，メトホルミンが禁忌の患者では **DPP-4阻害薬（dipeptidyl peptidase 4 inhibitor）を第一選択薬**，**またはα-GI（α-グルコシダーゼ阻害薬）を第二選択薬**として使用することになります．考え方の順序としては，いたって簡単です．

　DPP-4阻害薬は，「単独投与では低血糖のリスクがない」「1日1回内服（食前または食後）でよい」ため服薬アドヒアランスがよく，「体重増加をきたさない」のが特徴です．最近では1週間に1回の服用でよい製剤（ザファテック®，マリゼブ®）も登場し，特に在宅医療などでは有用な薬剤となっています．

　ただし，心血管イベントを抑制するエビデンスがないこと，高価なことが欠点でしょう．

　そして，膵炎の既往がある患者，あるいは関節リウマチなど自己免疫疾患がある患者では，本剤は使用すべきではありません．発症頻度はごく低いのですが，これらの

疾患が増加するという報告があります[4]．

　一方，α-GIは食後高血糖を改善し，体重増加をきたさず，単独では低血糖を生じないことが利点ですが，心血管イベントを減らすエビデンスがないこと，服薬アドヒアランスが悪いことが欠点です．

　また，イレウスの既往があれば禁忌であり，大腸癌の手術既往がある患者には使用すべきではありません．

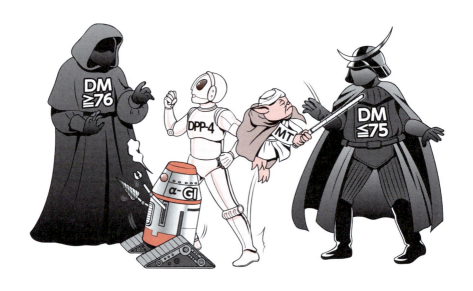

メトホルミン戦士は75歳以下のDMにめっぽうつよい．
76歳以上には「DPP-4」「α-GI」がDMに対峙する

③ SU薬

　従来から日本で広く使用されてきたSU薬は，遷延性の低血糖を起こす危険性があり，体重増加をきたし，心血管イベントを減らすエビデンスがないことから，**なるべく最後に，最少量を他剤と併用して使用する**ことが望ましいと考えられます．

　特に，グリベンクラミド（オイグルコン®ほか）は，SU薬のなかでも最も強力な血糖降下作用があり，それにともなって低血糖リスクが最も高いため，**もはや使用されない薬**となっています．

　SU薬による低血糖昏睡は非常に危険です．死亡例も含め多数の報告が寄せられています．SU薬による低血糖昏睡に共通する特徴を表に示します[1]．

SU薬による低血糖昏睡に共通する特徴
(1) 高齢者
(2) 腎機能軽度低下（血清クレアチニン値は正常あるいは軽度上昇）
(3) グリベンクラミドまたはグリメピリド内服
(4) 良好な血糖コントロール（HbA1c 7.0％未満）
(5) 患者の理解力にやや難あり（認知症含む）
(6) 家族も含めたシックデイ・ルールの説明なし（Dr.Iwaoka のつぶやき5 参照）
(7) 多剤併用

　SU薬を使用する際は，**最少量を他剤と併用する，食事がとれないときは服用しないよう家族にもよく説明し（シックデイ・ルールの遵守），必ず一包化からは外す**ようにすることが重要です[1]．

　高齢者で，SU薬を使用する際には，グリクラジド（グリミクロン®ほか）またはグリメピリド（アマリール®ほか）を最少量から開始しましょう．グリクラジドでは1日20 mgから開始して最大でも1日40 mgまで，グリメピリドの場合は1日0.25 mgから開始して最大でも1日1 mgまで，とすることが重要です．

　保険適用上は，「グリミクロンは最大120 mg！」まで，「アマリールは最大6 mg！」までも使用可能ですが，絶対にこんなに大量には使用しないでください!!

　これは高齢者に限らず，若年者・中年者でも同様です！

なお，「eGFR 30 mL/min 未満」の腎不全では，SU薬は使用しないようにしましょう．

SU薬は低血糖リスクが高い糖尿病治療薬ですが，メトホルミンやDPP-4阻害薬ではなく，あえてSU薬を使用する場合もあります．

それは，腎機能がかなり低下（eGFR 45 mL/min 未満）していて，かなりの高血糖（随時血糖 300 mg/dL 以上），そしてインスリン自己注射ができない場合（独居，認知症など）です．このような場合には，グリミクロン 20 mg またはアマリール 0.5 mg を使用します．

ただし，このような場合でも，常に「グリミクロンまたはアマリールを最小用量から使用する！」です．

Dr.Iwaoka のつぶやき 5　シックデイ・ルール

病気や体調不良で食べられないとき，インスリンや飲み薬をどうするのか…？これが，「シックデイ・ルール」です．重要なポイントは，「2型糖尿病なら，食べられない場合は，インスリンも飲み薬も中止する」「患者の家族に，それをよく指導・説明しておく」「そのためには，糖尿病薬はすべて一包化から外しておく」です．

ただし，1型糖尿病では，たとえ食べられないときでもインスリンは絶対に中止してはいけませんので，どうぞお間違えなきよう！

④その他の薬剤

グリニド薬は，SU薬よりも血糖降下作用は弱く作用時間が短いため，食後高血糖を改善できる効果があります．ただし服薬アドヒアランスが悪いこと，心血管イベントを減らすエビデンスがないこと，本剤にも低血糖リスクがあることに注意が必要です．

なお，脱水やサルコペニアになりやすい高齢者では **SGLT2 阻害薬** は使用しないほうが安全です．

また，**チアゾリジン系薬剤** は，心血管イベントを減らすエビデンスがなく，体重増加をきたし，副作用が多いこと（浮腫，骨折増加）に加え，膀胱癌のリスクもあるため，もはや使用すべきではない薬剤となっています．

Dr.Iwaoka のつぶやき 6　高齢者では腎機能の評価は外せない

　高齢者では，腎機能の評価が特に重要です．筋肉量が少ない高齢者では血清クレアチニンは一見正常でも，腎機能が低下している場合がよくありますので，必ず eGFR（推定糸球体濾過量，できれば，クレアチニンよりも正確なシスタチン C を用いて算出）で評価しましょう．

　メトホルミンは，「eGFR 30 mL/min 未満」の腎不全では禁忌です．私は安全マージンを取り，「eGFR 45 mL/min 未満」ではメトホルミンは新規には使用しないようにしています．また，以前からメトホルミンを使用している場合には，eGFR が 45 未満になれば用量を減量します．

　腎機能低下がある場合には，DPP-4 阻害薬は，用量調節が不要な胆汁排泄型のリナグリプチン（トラゼンタ®），またはテネリグリプチン（テネリア®）に切り替えておくと安心です．

5. インスリンが必要な場合は，持効型インスリン（1 回注射）と内服薬を併用

■ インスリン（注射）

　いわずもがなですが，インスリンは，生きていくために不可欠なホルモンです．インスリンを自分でほとんどつくれない 1 型糖尿病患者では，発症早期からインスリン療法が必須です．

　2 型糖尿病でも，インスリン分泌能が低下している場合や，感染症併発時・ステロイド使用時等ではインスリン療法が必要となります．インスリン療法には，「速効型」「持効型」「混合型」があります．

①速効型インスリン・持効型インスリン

　急性期には basal-bolus therapy（BBT，基礎-追加インスリン療法，1 日 4 回注射）が必要な場合も，血糖コントロールが安定したら，なるべくは持効型インスリンの 1 日 1 回注射に減量していく努力が必要です．患者本人ではインスリン自己注射が難しい場合でも，1 日 1 回であれば，ご家族に注射してもらえる場合が多いからです．

　どうしても自己注射ができず，しかも同居家族もいない場合には，やむを得ず訪問看護で，作用時間が 42 時間と最も長い持効型インスリンのデグルデク（トレシーバ®）の隔日注射（月，水，金）とする場合もあります．

インスリン分泌能がある程度残存している場合は，トレシーバの隔日注射と内服薬の併用（DPP-4 阻害薬）でも，なんとかコントロールできる場合もあるからです．

②混合型インスリン

2015 年 12 月に発売された新しい混合型インスリン製剤であるインスリン・デグルデク/インスリン・アスパルト（ライゾデグ®）は，超速効型インスリンのアスパルト（ノボラピッド®）が 30％，持効型インスリンのデグルデク（トレシーバ）が 70％含まれた透明なインスリン製剤であり，撹拌・混和操作が全く不要となるすぐれものです．

本剤は，従来の混合型インスリン製剤で使用されてきた中間型インスリンではなく，持効型インスリンが使用されている点が新しい点です．したがって，1 日 1 回主たる食事の直前，または 1 日 2 回朝夕の食直前に使用します．

従来の混合型インスリン製剤と比べると，同等の血糖コントロールを達成しながら，低血糖，特に夜間低血糖の頻度が減っています[5]．

撹拌・混和が不要で使いやすく，低血糖の頻度も少なくなるため，従来の混合型インスリン製剤を使用している場合は，本製剤に切り替えましょう．

なお，以前からある中間型インスリン（ノボリン N® など）は，もはや使用する機会はありません．

6. GLP-1 受容体作動薬，特にデュラグルチドは週 1 回の注射でよい（低血糖リスクもなく，高齢者でも「OK」な薬剤）

③ GLP-1 受容体作動薬（注射）

GLP-1 受容体作動薬は，低血糖リスクがなく，体重を減らし，1 週間に 1 回投与があり，高齢者での使用が増えています．

現在最も使用されているのが**デュラグルチド（トルリシティ®）**です．1 週間に 1 回投与で，リラグルチド（ビクトーザ®）0.9 mg 連日投与と同等の血糖降下作用を有し，デバイス操作も非常に簡単です．本剤は，自己注射ができない高齢者など，在宅医療でも有用です．

トルシシティのデバイスは1回使い切りの自動注入タイプの注入器です．あらかじめ注射針が注入器に取りつけられているため，患者はキットの先端を腹壁などの刺入部位に当てて注入ボタンを押すだけで，注射針の皮下への刺入と1回分の薬液注入ができます．

使用時に薬液溶解や用量設定，注射針装着といった作業が不要で，さらには注射針が注入後に自動的に注入器内に収納される仕様なため，患者は終始注射針をみずに自己注射を実施できる利点があります．

トルシシティは，単独投与に加え，DPP-4阻害薬以外の血糖降下薬やインスリンと併用可能な薬剤です．副作用として，悪心・嘔吐，下痢などの消化器症状に注意します．また，膵炎のリスクも懸念されていますので，膵炎の既往がある患者には使用しないほうが安全です．

なお，重要なポイントですが，

GLP-1 受容体作動薬は，インスリン製剤の代わりになるものではありません．

実際にインスリンからの切り替えにより**糖尿病ケトアシドーシス（DKA；diabetic ketoacidosis）**を起こした症例が報告されていることもあり，インスリン依存状態の患者には使用できません．

本剤を使用する場合は，血中Cペプチド（CPR）を測定し，インスリン依存状態でないことを確認してから，その使用を判断する必要があります．

GLP-1 受容体作動薬使用に際してのイワオカ・ジャッジ
▷ 血中Cペプチド（CPR）を測定し，インスリン依存状態でないことを確認してから，その使用を判断する

Usuiらは165例のリラグルチド（ビクトーザ®）使用例で検討した結果，残存する膵β細胞機能の有効な指標として，グルカゴン負荷試験におけるCペプチドの変化量（ΔCPR）が使用できると提唱しています（カットオフ値は 1.34 ng/mL）．

また，CPI（C-peptide index：空腹時 C ペプチド/空腹時血糖×100）についても検討しており，カットオフ値 0.93 でも膵 β 細胞機能を評価できると報告しています)[6]．

○症例．ADL が低下し，腎機能も低下している 80 歳代男性

2 型糖尿病，高血圧症，脳梗塞後遺症で紹介受診した 80 歳代の男性．ADL は車椅子による移動，認知機能はほぼ正常．身長 155 cm，体重 48 kg，BMI は 20.0．

グリベンクラミド（オイグルコン）2.5 mg が処方され，HbA1c 6.8％，eGFR 44 mL/min

この患者は，日本糖尿病学会と日本老年医学会の合同委員会による「高齢者糖尿病の血糖コントロール目標（HbA1c 値）」[7]で，カテゴリーIII，かつ「重症低血糖が危惧される薬剤の使用あり」に当てはまります．したがって，HbA1c のコントロール目標は 7.5～8.5％になります（**4 章，図 1** 参照）．

遷延性低血糖のリスクがあるため，グリベンクラミド（オイグルコン）を中止しました．

この患者の腎機能は軽度低下しています．したがって，胆汁排泄型の DPP-4 阻害薬テネリグリプチン（テネリア®）20 mg/day と α-GI のボグリボース（ベイスン®）0.6 mg/day の併用に切り替えました．

その後の経過では，HbA1c 7.6％と良好な血糖コントロールとなっています．

［岩岡　秀明］

● 引用文献

1) 松尾 哲．薬物療法の実際．5-1．SU 薬，岩岡秀明，栗林伸一（編著）：ここが知りたい！ 糖尿病診療ハンドブック Ver. 3．中外医学社，2017，p82-8.
2) Hong J, Zhang Y, et al: Effects of metformin versus glipizide on cardiovascular outcomes in patients with type 2 diabetes and coronary artery disease. Diabetes Care. 2013 May；36（5）：1304-11.
3) 村上ちひろ，他：メトグルコ錠 リスク最小化策の実施と評価方法に関する報告．医薬品医療機器レギュラトリーサイエンス．2014，45（7）：561-71.
4) Singh S, Chang HY, et al: Glucagonlike peptide 1-based therapies and risk of hospitalization for acute pancreatitis in type 2 diabetes mellitus: a population-based matched case-control study. JAMA Intern Med. 2013 Apr 8；173（7）：534-9.
5) Franek E, Haluzík M, et al: Twice-daily insulin degludec/insulin aspart provides superior fasting plasma glucose control and a reduced rate of hypoglycaemia compared with biphasic insulin aspart 30 in insulin-naïve adults with Type 2 diabetes. Diabet Med. 2016 Apr；33（4）：497-505.
6) Usui R, Yabe D, et al: Retrospective analysis of safety and efficacy of liraglutide monotherapy and sulfonylurea-combination therapy in Japanese type 2 diabetes: Association of remaining β-cell function and achievement of HbA1c target one year after initiation. J Diabetes Complications. 2015 Nov-Dec；29（8）：1203-10.
7) 日本糖尿病学会・日本老年医学会（編・著）：糖尿病治療ガイド 2018-2019．文光堂，2018，p102-3.

高齢者糖尿病の生活療法

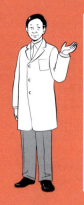

ここが大事！ 生活療法の real point

1. 高齢者糖尿病の食事療法の目標は，減量にあらず，身体活動の維持を前提とすべし
2. とにかく用事をみつけて体を使うこと，高齢者糖尿病の運動療法
3. 生きがいをもってアクティブライフへ，社会参加を促そう！

1. 高齢者糖尿病の食事療法の目標は，減量にあらず，身体活動の維持を前提とすべし

❶ 栄養バランスは高齢者でも重要，糖質は過量にならず適切に！

　高齢者においても，総エネルギー摂取量をあらかじめ決め，次に栄養バランスにも気を遣います．食事療法は，糖・脂質代謝の改善，肥満是正において有用です．でも，どんな年代の患者においても実生活では活動量，すなわちエネルギー消費量が日々で違うわけですから，総エネルギー摂取量をあらかじめ決めることは，じつは不合理だとも思っています．とはいえ，主治医としては，一応の目安は示す必要があります．

　高齢者の場合も，病態，年齢，性，身体活動量などを考慮しながら，通常の方式に従って，摂取エネルギー量を算出し指示します．しかし，高齢者の場合，肥満傾向が多少あっても極端なエネルギー制限を課しません．

　高齢者では，

　　減量が余命の改善に必ずしもつながらないからです．

高齢者では

身体活動力の維持が可能であることが大前提で，

血糖値の改善は緩やかに，

体重の適正化はどちらかというと「二の次」

にします．

　摂取エネルギー量と栄養バランスを考えるうえで食品交換表はよくできたツールですが，これを十分理解して使い切ることは高齢者にははなはだ難しいことです．そのため，最も簡便なツールを図1に示します．

Dr.Kuribayashi のつぶやき 3　高齢者糖尿病患者に役立つ無理のない食事指導

　大きく「主食・主菜・副菜」に分け，これらを毎食食べること，そして主食だけは決められた量を測って食べることを伝えます（図1）．これでおよその栄養バランスとカロリーを保つことが可能になります．特に，血糖値上昇に直結する糖質を多く含む主食や果物は過剰にならないようにし，砂糖類や菓子類，糖類を含む飲料水は低血糖の場合以外は避けるように指示します．

　タンパク摂取量は腎機能障害が高度でない限り，高齢者では制限を加えません．脂質は飽和脂肪酸やトランス脂肪酸の摂取は控えるよう指示する一方，認知機能低下や筋量低下を避けるため，ビタミンB群，ビタミンD，抗酸化ビタミン（A, C, E），フラボノイド，多価不飽和脂肪酸の摂取量を確保させます．

　こんなふうに話すと難しく思われるかもしれませんが，要は，緑黄色野菜を中心とした野菜・きのこ・海藻を摂り，良質な魚や脂身の少ない肉を十分な量摂取することを勧めます．その場合も，砂糖・塩・醤油・ソースなどの味つけが濃すぎず，てんぷらやフライでは衣や油が多すぎないよう注意を促します．減塩は高齢者にとって，血圧管理や心不全や腎不全の予防や治療に有用です．また，骨粗鬆症・骨折予防のため，カルシウム不足にも注意を促しましょう．

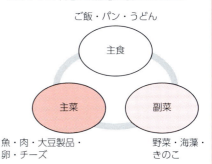

図1　3つの栄養バランスを考える．大きく主食・主菜・副菜に分ける．食品はそれぞれ含まれる栄養素が異なり，体のなかでの役割も違ってくるので，これらを毎食そろえることを伝える．独居の方や高齢者，面倒なことは嫌だ，と宣言している人に使う

❷ やせ型の高齢者に食べる順番ダイエットは，むしろ害…!?

　規則的に 1 日 3 食を，ゆっくり時間をかけて，よく噛んで食べることは高齢者でも有効です．巷にすっかり定着した「食べる順番ダイエット」について述べます．食物繊維の豊富な副菜（野菜，キノコ，海藻）を先によく噛んで食べ，間に主菜（魚，肉など）を挟んで，食事の終盤に主食を摂取すると，食後血糖改善，血糖変動改善，HbA1c の改善，インスリンの適正分泌と適度な食欲抑制による肥満是正が期待されます[1]．しかし，最近では主菜から摂取し，10～15 分位してから主食に手をつけてもインクレチンが分泌され，同じような効果があらわれるといわれています（**図 2**）[2]．

　さて，野菜から手をつける「食べる順番ダイエット」を食事摂取量の少ない患者が行うと，どうなるのでしょうか…？　十分量の野菜をよく噛んで食べると，それだけで腹がいっぱいになり，ほかの料理が食べられなくなり，結果として必要なカロリーやタンパク質を十分摂取できなくなってしまいます．したがって，やせ型の高齢者には，タンパク質の多い主菜から先に食べてもらうか，従来の食べ方である三角食べのほうが向いているといえます．つまり「食べる順番ダイエット」は肥満者や元気な高齢者向きで，やせ型の高齢者にはむしろ害があるといえるでしょう．

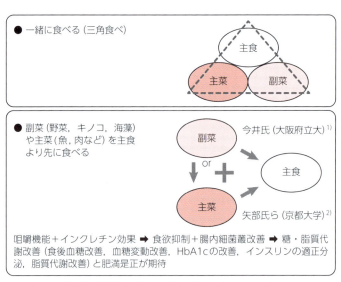

図 2　食べる順番と糖代謝に及ぼす効果［文献 1），2）より］

❸ 歯は命,医科-歯科連携は欠かせない！

　食事内容の variety を楽しみ,健康を維持し,糖尿病の食事療法を継続するためには,**咀嚼機能の保持**が絶対条件です.咀嚼機能を保つためには,齲歯や歯周病を治療し,欠損歯の補綴や義歯の調整で噛める歯に整備することが必要です.そのため,歯科との連携は欠かせません.患者には咀嚼機能の低下を防止し,口腔フレイルから全身のフレイルに移行しないように注意するよう伝えます.特に歯周病は糖尿病とは互いに悪循環し合う関係です（図3）.歯周病などの歯科疾患は口腔局所に発生する病気ですが,

①**菌体の侵入や内毒素,**
②**ケモカイン・サイトカインの放出と炎症,**
③**腸内細菌叢への悪影響,**
④**口腔ケアと他の生活習慣との共通性,**
⑤**口腔ケア不足と咀嚼機能不全**

などの要因によって全身に悪影響を及ぼします.

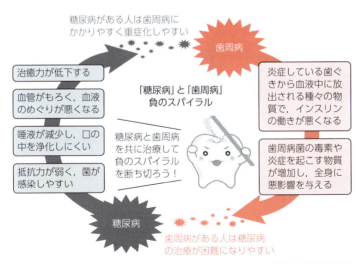

図3　糖尿病と歯周病の相互関係［千葉県保険医協会発行「医科歯科連携手帳」より］

❹ 高齢者糖尿病では個別的な対応が必要だ

　高齢者糖尿病は病状・理解度・家庭環境など，じつにさまざまです．対応もより個別的に行う必要性があります．例えば，理解力の低下した患者や食事サポートをしてくれる家族・介護者がいない患者では，「指示摂取カロリー何kcal」「炭水化物が指示エネルギーの何%」とか指示しても，実行することははなはだ難しいといえます．その場合，主食や間食の摂り過ぎだけは避けてもらう工夫をします．それでも過食傾向が制御できない患者では，**食欲抑制作用がある週一製剤のGLP-1受容体作動薬（家族・介護者が注射を担当）を使うことも考慮します．**

　一方で，やせてきた高齢者では，できるだけ毎日体重を測定し，記録してもらいます．活動量の増加がないのに体重減少がある場合，

- 血糖管理が乱れてきていないか
- 悪性疾患，感染症，炎症性疾患，甲状腺機能亢進症の合併がないか
- 緩徐進行型の1型糖尿病ではないか
- 2型に加えて，新たに1型糖尿病が発症していないか
- 認知症で薬剤アドヒアランスが狂ってはいないか
- 咀嚼機能が悪化して口当たりの良い物だけを食べていないか

など原因検索を行います．そして，食事摂取不足にともなって体重減少があれば，低栄養を疑います．サルコペニアやフレイルの患者では，家族・介護者を通じて十分なエネルギー摂取と（重度の腎機能障害がない限り）タンパク質摂取を働きかけます．

　高齢者糖尿病の場合，一般に，摂取カロリーの過剰（過剰な炭水化物・果物摂取，ジュース，アイス，菓子類など）は避ける一方，分枝鎖アミノ酸を多く含むアミノ酸とビタミンDなどのビタミン群を多く含む食品（肉・魚介類・野菜・きのこ・海藻）を適正補給するように伝えましょう．

2．とにかく用事をみつけて体を使うこと，高齢者糖尿病の運動療法

❶ 高齢化するほど身体活動を！

　ヒトの筋肉量は30〜40歳がピークで，毎年0.5〜1%程度減少します．65歳以降に

なると減少率が増大し，80 歳までにはピーク時の 30〜40％が低下するとされています．安静や身体不活動（運動不足）での筋肉量の減少は顕著です．最大の糖取り込み組織である筋肉量の減少はインスリンによるグルコース処理を低下，すなわち，インスリン抵抗性を引き起こし，糖尿病患者では血糖コントロールが悪化します．

非糖尿病者と比べて糖尿病患者では，最大酸素摂取量・最大心拍出量・最大換気量などの運動耐容能，筋力，柔軟性ならびに平衡性の加齢による低下度が大きく，身体不活動が加わると，さらにそれらが助長されます．身体不活動状態の高齢者糖尿病では平衡性や筋力の低下にともなって，転倒・骨折のリスクが増大します．

身体活動は，体力や身体機能の保持・増進に重要な役割を果たします．高齢者糖尿病においては，血糖コントロールなど代謝面の是正や合併症予防だけでなく，筋肉の廃用萎縮を防ぎ，ADL を維持します．また認知機能低下を抑制して，要介護状態に陥ることを防止するので，健康寿命を延伸させるためにも，身体活動は欠かせません．

❷ 高齢者では安静は禁物，日常でできそうな生活活動を増やそう！

●運動の対象

「運動」というと，スポーツや速歩など意識的に体を動かす動きをイメージしちゃいますね．では，仕事で肉体労働をしているとか，歩いて職場に向かうとかいった日常生活を営むうえでの「生活活動」と，それ以外の「運動」とは身体に及ぼす影響に違いはあるのでしょうか…？ 結論をいうと，強度の差はあれ，本質的な違いはありません．そこで，「**運動**」と「**生活活動**」は合わせて，「**身体活動**」といいます．そして，「身体活動」を一定以上行うことが，ほとんどすべての生活習慣病の予防と治療に求められます．したがって，「運動療法」というより「**身体活動療法**」と言い換えると，患者もイメージしやすく，気軽さが増すのではないかと思っています（図4）．

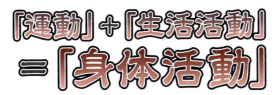

図 4　運動療法は広義の「身体活動療法」と捉える

すべての患者は特別な一時期を除いて，身体活動療法の対象となります．つまり，急性の代謝失調状態，急性感染症，冠動脈疾患や脳卒中の急性期は「安静」が必要ですが，急性期を脱したら「身体活動」はむしろしたほうがよいことになります．その場合も，スポーツや意識的な運動でなくても，日常生活活動やレクリエーションなどは身体不活動を防ぐ「療法」となるのです．とにかく用事をみつけて体を使うこと，それが高齢者糖尿病の「運動療法」と言い直すこともできるでしょう．

　運動指導を行う場合，高齢者では病状や体力に個人差が大きいので，集団的指導は難しく，欲をいえば個別指導が必要であり，できれば健康運動指導士や理学療法士などの指導の下で行うのがベストです．そのような指導環境にない場合に，「どうするのか…？」に焦点を当てて以下に話します．

● メディカルチェック

　高齢者糖尿病は非高齢者に比べ，合併症が進行し，他疾患も併発している確率が高い存在です．そこで全身のメディカルチェックが必要ですが，特に重要なチェック項目は「心疾患」「肺疾患」「網膜症」「神経障害」「足病変」「整形外科疾患」の状況です．安静時心電図や胸部XPで異常が認められるか，すでに労作時に自覚症状がある場合は循環器科あるいは呼吸器科での精査が優先されます．「網膜症が進行していて眼底出血の恐れがあるかどうか」「神経障害が高度な場合や足病変の合併や既往があるかどうか」「整形外科的運動制限がないかどうか」は最低でもチェックしましょう．

● フィジカルチェック

　高齢者では，すでにサルコペニアやロコモティブシンドロームになっている場合も多く，フィジカルチェックも必要になります．より安全かつ効果的に運動を実施するためには，筋量や体力を多角的・総合的に評価する目的で，種々測定を組み合わせて実施するバッテリーテスト（組みテスト）が最も理想ですが，運動指導できる場所，器具，運動指導者が必要となり，通常の診療範囲では難しいのが実情です．一般に，腰痛や関節の痛みなどがある場合は，整形外科で診断を受けてから許可される運動を行います．またすでにリハビリテーションプログラムが指示されている場合は，それに従います．

● ウォーミングアップとクーリングダウン

　本格的に動く前や動いた後にはストレッチングや軽めの運動を行うことが「怪我」

などの運動でのデメリットを避けるために必要です．通常行っている程度の歩行をする場合はともかく，少しでも長めあるいは強めの身体活動をするときにはこれらは欠かせません．特に高齢者ではリカバリーに時間を要するため，クーリングダウンは長めに行うよう指導します．

●運動の種類

次に，どんな運動（身体活動）をしたらよいかを考えてみましょう．以下，「運動」という言葉を使いますが，「活動」と言葉を変えて表現してもよいと思います．

「**有酸素運動**」は十分な酸素を供給しながら四肢の大きな筋を動かす運動です．高齢者でも継続して行うことにより酸素摂取量が増え，体脂肪量が減り，インスリン感受性の改善が期待できます．歩行，水中ウォーキングや軽い水泳などが，それにあたります．

一方，「**レジスタンス運動**」は筋肉量・除脂肪量を増やし，筋力を増強して，基礎代謝を高める効果が期待できますし，無理のない強さで断続的に行えば，インスリン抵抗性も改善します．特に高齢者では自重を使ったレジスタンス運動が手軽であり，サルコペニア・フレイル対策では大変有効です．

また，「**柔軟運動**」は関節の動きをよくし，怪我を防止するうえで高齢者に有効です．ストレッチングやヨガなどがそれにあたります．

高齢化してくると，片脚立ちなどの「**バランス運動**」が姿勢を保つのに必要な神経や筋肉を活性化して，転倒リスクを減少させます．

結局，高齢者では有酸素運動，レジスタンス運動，柔軟運動，バランス運動を組み合わせて行うのがよいでしょう（図5）．

合併症がある場合の運動の種類についても述べます．眼底出血を起こす可能性のある網膜症がある患者では，呼吸を止めて行う運動や，心臓より頭部を低くする運動（逆立ちや立位での前屈など）を避け，ふらつきやすい患者では頭を急激に振ったり回したりする運動は避けましょう．神経障害が高度な場合や足病変の合併や既往がある場合，足の整形外科疾患を抱えている場合には足に負担のかからない運動を選びます．

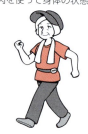
有酸素運動
大きな筋肉を使って身体の状態を良くする

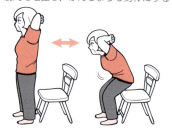
レジスタンス運動
筋肉を増強し，がんじょうな身体にする

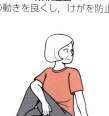
柔軟運動
関節の動きを良くし，けがを防止する

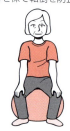
バランス運動
姿勢を保て転倒を防止する

図5　高齢者に勧められる運動の種類

●運動の強度

　高齢者では強度の強いスポーツや肉体労働をすることは，特別な場合を除き想定しにくく，患者のできそうだと思う強さでしか身体活動を行わないのが一般的です．しかし，集団で行うスポーツなどに参加する場合は，運動中の強度も評価する必要があります．その場合，心拍数や自覚的運動強度（ratings of perceived exertion，RPE）に加えて，トークテスト（運動中にどれくらいしゃべれるかのテスト）を行います．高齢者の場合，心拍数やRPEへの反応が鈍いことが多いので，心拍数だけで自動的に強度調節するエアロバイクなどの運動機器の使用には注意を要します．

　高齢者では，軽負荷でも習慣的に行うことが重要であり，散歩程度の軽い運動でも体力低下防止や平衡感覚の維持につながります．フレイルのようにより身体機能の低下した高齢者でも，日常生活の活動量を増加させることで，身体機能を向上させる効果が期待されます．

●持続時間

　高齢者で長時間運動することは怪我の元です．また，疲れが溜まってしばらくのあ

いだ，運動を再開できないこともよくあります．無理せず，軽めの運動をこまめに実施してもらうことが大切です．心肺に問題がある場合や進行した腎症がある場合は，1回あたりの運動強度・時間・量を控え目にしますが，それらの臓器の障害があっても，リハビリ効果による機能回復を図る意味で身体不活動は禁物です．

● 頻　度

　高齢者糖尿病においても，身体不活動は糖・脂質代謝の悪化，身体機能の低下，筋肉の喪失など多大な悪影響をもたらします．一方で，高齢者では社会的立場をすでに失っていることが多く，身体活動を行う必要性を感じにくくなっています．日中に身体不活動な時間帯をできるだけつくらない，つまり，家で座りっぱなしや寝っぱなしを避けるよう，家族にも口を酸っぱくして伝えておきましょう．

● 時間帯

　食後血糖改善の意味からは，運動は食後1時間（食べ始めてから1時間）程度経ってから行うのが望まれますが，高齢者では家族などの介護人の都合や本人の希望が優先され，実生活のなかで実施可能な時間に行うしかありません．インスリン療法やインスリン分泌促進薬で治療中の場合，早朝空腹時や夕食前のような低血糖が起こりやすい時間の身体活動はできるだけ避けるように指示しておきましょう．

❸ 運動時の注意を守り，健康寿命を延伸しよう！

● 食事と栄養

　運動をしているからといって食事療法を怠ってはいけません．一方で，高齢者のサルコペニア予防のためには必要量のタンパク質摂取とビタミン摂取を指導します．アミノ酸を効率よく骨格筋に供給するためには，運動するなら食後に摂取し，ロイシンなどの分枝鎖アミノ酸を多く含むサプリメントの摂取は運動直後がよいでしょう．

● 低血糖防止

　インスリン，SU薬（スルホニル尿素薬），グリニド薬を使用している場合，身体活動を行うことで低血糖を誘発しないように注意しましょう．高齢者の低血糖は転倒事故の誘因になりますし，認知症の助長につながりますので，空腹時の身体活動は極力避けます．また，運動誘発性の低血糖は運動中や直後だけでなく，運動の十数時間後

に遷延性に起こすことがありますので，運動や身体活動を増やすときにはあらかじめ薬剤調整が必要な場合もあります．

●脱水症防止

高齢者は口渇感が鈍くなりますので，意識的に，こまめに水分補給をし，脱水や熱中症を予防する必要性があります．

●運動環境

高齢者の場合は風邪を引いたり，熱中症を起こしやすいので，寒冷，暑熱，雨天などの環境下での運動は避けるよう指導します．軽めの運動でも毎日行うことがサルコペニア・フレイル対策に必要ですので，天候が悪い場合は室内運動（歩行可能な人であれば，自身の無理のない高さでの踏み台昇降運動など：図6）に切り換える等の臨機応変な対応が必要です．また，高齢者の場合，万が一のときの事故対応が必要です．仲間と一緒でない場合はできるだけ家族にも付き添ってもらいましょう．

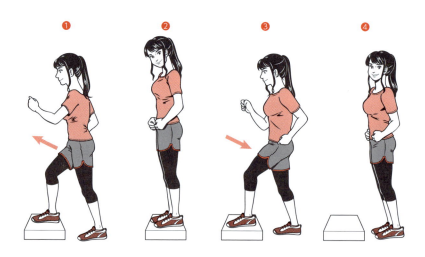

・屋内で歩ける場所があれば→屋内をぐるぐる歩く
・屋内で歩ける場所がなければ→踏み台昇降を！

気持ちいいですよ．あなたも，やりませんか…？

図6　気候条件が悪くても室内で可能な運動例

●服装・装備

　自然の環境変化に対応するために着脱が容易で動きやすい服装を選び，汗をぬぐうタオルも身に着けるよう指示します．靴や靴下は転倒しにくく動きやすいものにしましょう．転倒予防と転倒事故時の被害を最小限にするために，高齢者では荷物はリュックなどで背負い，両手をフリーにしておくことを勧めておきましょう．

●体調管理

　運動はその日の体調や環境に応じて調整すべきことを伝えておきます．体調がすぐれないときは無理せず休み，睡眠不足は突然死や転倒事故などのリスクを高めるので運動は控えさせます．

●ロコモティブシンドローム対策

　ロコモティブシンドロームの患者では，立ち上がる運動などで下肢の筋力を十分増強してから，片脚立ちなどのバランス運動を取り入れるようにします．そして，安全に歩ける状態になったことを確認してから散歩やレクリエーション活動などを勧めるように段階を踏みましょう．

●サルコペニア対策やフレイル対策

　サルコペニアは主に速筋に生じます．速筋を鍛えるためにレジスタンス運動が有効で，特に高齢者では下肢筋に負荷をかけるレジスタンス運動が必須です．下肢筋力が著明に低下している場合や，膝に不安がある場合には，いきなりスクワットを勧めるのではなく，段階的に大腿四頭筋を鍛えます．運動や身体活動の強度や量は徐々に増やすのが鉄則です．

●認知症対策

　筋力低下は認知症の危険因子ともいわれ，運動療法が認知症予防に有効であることも証明されています．特に2つの課題を同時にこなす訓練（デュアルタスク運動）が有用で，歩行速度や歩幅の改善だけでなく認知症予防にもつながります．歩きながら，しりとりや暗算，ボール投げなどを同時にしたり，規定のステップを覚えてから指示どおりにステップをしたり，歌いながら音楽に合わせて手足を動かす運動などがそれに当たります．

3. 生きがいをもってアクティブライフへ，社会参加を促そう！

　高齢者であっても，「夜間の十分な睡眠」「生活リズム」「ストレス管理」「禁煙」「過量の飲酒制限」は必要です．また，高齢者が健康行動を行う際には「生きがい」をもつことが大切だといわれています．家族や仲間と行う運動は継続しやすく，生きがいにもつながります．近隣の運動施設や体操教室に参加し，公民館や集会所に出かけることは，身体活動にも認知症予防にもなります．単に，血糖コントロールの維持・改善，身体機能や体力の維持・向上を目標にするのではなく，「今より元気に動けたら，何がしたいか？」を聞きだし，患者支援の情報とすることをお勧めします．認知症の発症進行阻止には外界から受ける刺激が大切です．高齢者には，

よりアクティブに，

社会参加を促しましょう．

［栗林　伸一］

●引用文献
1) 今井 佐恵子：野菜から食べる「食べる順番」の効果．野菜情報／(独)農畜産業振興機構（編），110：2013.5 p.2-5.
2) Kuwata H, Iwasaki M, et al: Meal sequence and glucose excursion, gastric emptying and incretin secretion in type 2 diabetes: a randomised, controlled crossover, exploratory trial. Diabetologia. 2016 Mar; 59（3）: 453-61.

10 高齢者糖尿病と感染症対策

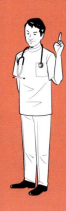

ここが大事！ 感染症対策の real point

1. 「易感染性」の一言で思考停止に陥らない
2. 感染症は診断が大事
3. 高齢者に「急性発症」が起きた場合，感染症を考える
4. 菌を治療しない．病気を治療する
5. 抗菌薬の薬理学的属性を理解する
6. 基本的な予防策を

1.「易感染性」の一言で思考停止に陥らない

　糖尿病患者，かつ高齢者はよく「易感染性」とカテゴライズされることが多いです．しかし，「易感染性」というのは「炎症」とか「倦怠感」みたいな漠然とした，あまりに漠然とした言葉です．具体的に「どのような易感染性なのか…？」「どのくらいの易感染性なのか…？」を明確にする必要があります．

　病態生理学的に申し上げるのならば，**糖尿病にともなう高血糖，インスリン抵抗性，アシドーシスなどが「自然免疫（innate immunity）」，好中球遊走能，貪食能など各種免疫機能を低下させます**．

　余談ですが，「自然免疫」というのは私の意見では「誤訳」でして，innate というのは「生まれつきの」というような意味です．感染やワクチンによって惹起される「獲得免疫（acquired immunity）」への対義語です．なにか，「自然」という言葉を使っているために「ナチュラルな免疫」「エコな免疫」「環境にやさしい免疫」みたいなイメージが先行し，「だから人工的なワクチン接種はよくない」のようなトンデモ科学に悪用されてすらいます．

　糖尿病足病変（diabetic foot）では，神経障害と循環障害のために皮膚に傷をつくりやすく，この傷が微生物のエントリーになります．糖尿病患者に多い血液透析

も，やはりグラフトやカテーテルを介した血流感染のリスクを定期的につくるのです．

現象的に申し上げるのなら，例えば，糖尿病の患者さんに特に多い感染症は「**尿路感染**」と「**糖尿病足感染（diabetic foot infection）**」などです．また，糖尿病がなくてもそうですが，高齢者の患者さんは他の患者さんよりも肺炎，特に誤嚥性肺炎のリスクが高いです．

しかし，高齢者糖尿病だからといって髄膜炎のリスクが高まったり，心内膜炎のリスクが高まるといったことはありません．化学療法後の好中球減少患者のように緑膿菌感染で絶命することも稀ですし，ステロイド・ユーザーのようにニューモシスチス肺炎（カリニ肺炎）になることも稀です．

よって，

「易感染性」という言葉で，思考停止に陥ってはいけません．

「自然免疫」という言葉だけでイメージをつくってはいけないように．具体的に「どのような感染になりやすいのか…？」「どういうところに配慮するのか…？」が重要になります．

なお，（特に血糖コントロールが悪い）糖尿病患者においてリスクが高いといわれる稀な重症感染症もいくつかあります．が，こういう疾患はプライマリ・ケアのセッティングで遭遇することはめったにないでしょう．ただ，頭の隅にこういう感染症の存在はとどめておいていただき，いざ，疑うようなシチュエーションがありましたら即座に「感染症のプロ」にご相談いただけたらと思います（いずれも自分で抱え込むような疾患ではないと思います）．

高齢者糖尿病患者でよくみる感染症
▷ 尿路感染
▷ 糖尿病足感染（diabetic foot infection）を含む皮膚軟部組織感染（skin and soft tissue infections；SSTI）
▷ カンジダ症，特に食道炎
▷ 歯周炎
▷ 結核

比較的稀だが糖尿病患者に特徴的で,かつ重症度が高い感染症
▷ ムコール症(真菌感染)
▷ 悪性外耳道炎
▷ 気腫性胆嚢炎,気腫性膀胱炎,気腫性腎盂腎炎
▷ 壊死性軟部組織感染(壊死性筋膜炎など)

2. 感染症は診断が大事

やはりなんといっても,感染症は(も)診断が大事です.「易感染性」だから診断が難しい,ではなく,「易感染性」だからこそ,正確な診断で正しい治療を行うことが大事になります.
感染症診断は感染臓器と原因微生物が特に重要です.まず,

汎用されている「炎症マーカー」はそのどちらも教えてくれない.

という点を知るべきです.
原因微生物ではやはり培養検査が大事です.

① 2セットの血液培養,尿培養,そして
② 喀痰培養(結核を疑う場合は抗酸菌培養も)

などが重要です.あと,足感染の場合は深部の膿瘍や組織の培養は有用ですが,皮膚や潰瘍の表面をスワブで擦っても原因微生物は判定できないことが知られています.「出さなくてよい」検査の1つです.

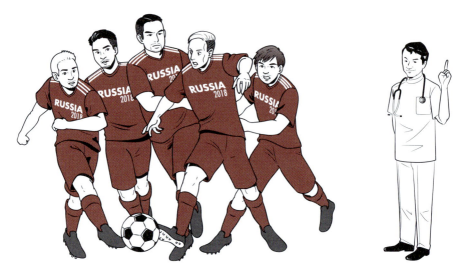

自分たちの『課題』を認識し，普段の練習があるから，『結果』も残せる．
『易感染症』という認識があるから，『正確な診断，正しい治療』も行われる

3. 高齢者に「急性発症」が起きた場合，感染症を考える

　高齢者は臨床症状が出にくく，フォーカスを絞りにくい，とよくいわれます．全くそのとおりです．咳が出ない肺炎，肋骨脊柱角叩打痛（costovertebral angle, CVA knock pain）の出ない尿路感染などザラです．
　では，

わかりにくいから，わからないのか…？

　そうではありません．高齢者であっても診断のヒントはちゃんと示されます．

それは「時間」です．

　発症が急の場合（かといって，突然ではない場合，acute onset, but not SUDDEN onset），それがどんな症状であれ，高齢者ではまず感染症を考えるべきです．たとえ発熱がなくても，です．

最近見た症例だと，例えば，

80代男性．「急に」食べられなくなった．

この方は大腸菌による尿路感染でした．80年以上生きてきて，急に食欲が落ちる．こういうときに得てして「上部内視鏡」みたいに「まずは検査」となりがちなのですが，そもそもなぜ「急に」食事がとれなくなるのか，を考え，そして全身のシステムを1つひとつ丁寧に検証した場合，頻度的に多いのは感染症なのです．

ちなみにこの患者さんは熱がなく，CRPのような炎症マーカーも上がっていませんでした（入院数日後に発熱，CRPも上昇しだしました）．

日本の池田正行先生が，『（主に高齢者の）急性意識障害の場合，まず血圧をみるといい』という研究結果をBMJに発表しています．血圧が高い場合は脳出血のような頭蓋内病変を考え，血圧が低い場合は脳の外に原因がある可能性が高いです．その場合，例えば肺炎や尿路感染などがしばしば診断されるのです．「意識障害＝髄膜炎」，あるいは「頭の病気」でないことに要注意です[1]．

というわけで，糖尿病に限らずですが，「高齢者に急に何かが起きた場合，感染症を考える」は重要なのです．

4．菌を治療しない．病気を治療する

感染症の治療は抗菌薬で行います．その原則は『高齢者のための感染症診療』[2]などで詳述しましたのでここではくり返しません（ぜひ読んでください）．
ここで特にひとつ申し上げておきたいのは，

「治療のターゲットは感染症であり，微生物ではない」

ということです．
糖尿病患者に特に多いのは無症候性細菌尿，すなわち膀胱内に菌がいて，しかし症状がない状態をいいます．しかし，このような状態で抗菌薬を用いても，菌は減るけれども感染症の予防はできません．薬剤耐性菌が増したり，*Clostridium difficile* 感染のような合併症が増えるだけで，患者に利益はないのです[3]．

同様に，尿内に定着しているカンジダなども治療の対象にはなりません．「**菌を治療しない，疾患を治療する**」**原則**って重要なのです．

5. 抗菌薬の薬理学的属性を理解する

抗菌薬の薬理学的属性を知るのも大事です．これについても前掲書（右記書影）[2]をお読みいただきたいですが，ここで強調しておきたいのは，

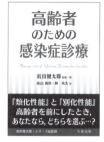

『高齢者のための感染症診療』
岩田健太郎（監修・著）

「消化管からの吸収が悪い抗菌薬は，原則使わない」

です．感染部位に届かない抗菌薬は効かないからです．特に，フロモックス®，メイアクト®のような経口第三世代セフェム，オラペネム®のような経口カルバペネム，クラリスロマイシンなどは，高齢者の診療においてはほとんど使い道がありません．

抗菌薬を選ぶときは，原因微生物だけをできるだけ殺し，ほかの常在菌は殺さず（菌交代現象による健康阻害が問題になりますし，薬剤耐性菌も問題です），かつ消化管からの吸収など，いわゆる「PK/PD（薬物動態/薬力学）」といわれる薬理学的属性を把握しておく必要があります．端的にいえば，「ベストの抗菌薬」を選ぶのです．

その患者さんにとって「ベストの抗菌薬」とは何か…？ それは，Aという抗菌薬を選び，BとかCとかDを選ばない理由，根拠を明確にすることにほかなりません．ベストの基準はどこか．それは「抗菌効果」「PK/PD」「コスト」「副作用」「耐性菌対策」など，さまざまな属性をすべて考慮したうえでの「ベスト」です．つまり，

相対比較ってことです．

相対的な比較をしないと，ベストな薬は選べません．製薬企業の「説明会」で勉強しても抗菌薬の使い方は習得できないのは，そのためです．これは，糖尿病や高血圧など，あらゆる治療薬にも応用可能な「一般的原則」なのですが．

6．基本的な予防策を

　最後に，予防について述べておきます．基本的な予防の原則については，**3章**と**16章**で述べられているとおりです．ここでは①**「肺炎球菌ワクチン」**と②**「インフルエンザワクチン」**について言及しておきましょう．数ある予防接種のなかでも，この2つが最も糖尿病をもつ高齢者に役に立つワクチンといえましょう．肺炎球菌ワクチンは近年，結合型のプレベナー13と従来型のニューモバックスの両者を使う方法が提唱されています[4]．インフルエンザワクチンは毎年秋に1回接種します．プレベナー13は高齢者への定期接種に（まだ）組み込まれていないので若干お金がかかってしまいますが，検討には値する予防法です．

　　　　　　　　　　　　　　　　　　　　　　　　　　　　　　　　［岩田健太郎］

● 引用文献

1) Ikeda M, Matsunaga T, et al：Using vital signs to diagnose impaired consciousness：cross sectional observational study. BMJ. 2002 Oct 12；325（7368）：800.
2) 岩田健太郎（監修・著），髙山義浩，馳　亮太（著）：高齢者のための感染症診療．丸善出版，2017．
3) Harding GK, Zhanel GG, et al：Antimicrobial treatment in diabetic women with asymptomatic bacteriuria. N Engl J Med. 2002 Nov 14；347（20）：1576-83..
4) http://www.jrs.or.jp/modules/guidelines/index.php？content_id=100.

● 参考文献

1) Bughi S and Shaw SJ：Diabetes and Infection. In. Clinical Infectious Diseases 2nd ed. 2015.
2) Gupta S, Koirala J, et al：Infections in diabetes mellitus and hyperglycemia, Infect Dis Clin N Am 2007, 21：617-38.
3) Lipsky BA, Berendt AR, et al：2012 Infectious Diseases Society of America clinical practice guideline for the diagnosis and treatment of diabetic foot infections. Clin Infect Dis. 2012；54：e132-73.
4) 岩田健太郎，土井朝子：糖尿病患者の発熱へのアプローチ．In. IDATENセミナーテキスト編集委員会編．病院内/免疫不全関連感染症診療の考え方と進め方．医学書院，2011，p136-43.
5) 黒上朝子：糖尿病患者がかかりやすい感染症．KANSEN JOURNAL No. 6. 2008（http://www.theidaten.jp/journal_cont/20081124J-6-1.htm）．
6) 岩田健太郎．糖尿病の足感染症．In. 西垂水和隆，成田雅編：疾患の全体像「ゲシュタルト」をとらえる感染症の診断術．羊土社，2014，p154-8.

11 高齢者糖尿病と癌

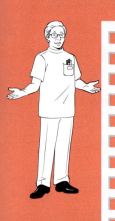

ここが大事！ 癌のreal point

1. 日本人糖尿病の死因1位の悪性新生物，2位の感染症に，高齢者では注意する
2. 2型糖尿病で，全癌，特に大腸癌，肝臓癌，膵臓癌のリスクが増加
3. 糖尿病治療薬の癌発症リスクは，ピオグリタゾン以外にはエビデンスなし
4. 糖尿病患者の癌治療では，がん専門病院よりも，糖尿病専門医もいる総合病院に紹介したほうがよい

1. 日本人糖尿病の死因1位の悪性新生物，2位の感染症に，高齢者では注意する

　2001年から2010年までの10年間での日本人糖尿病の死因を分析した結果が2016年に発表されました[1)]．この報告によると，全症例45,708名中，死因の第1位は悪性新生物の38.3％であり，第2位は感染症の17.0％で，第3位は血管障害（慢性腎不全，虚血性心疾患，脳血管障害）の14.9％でした（**3章，図2**参照）．

　欧米先進国では，糖尿病患者の死因の第1位は虚血性心疾患ですが，日本人糖尿病患者にとっては，悪性新生物と感染症のほうが血管障害よりも死因として多いのです．

　この人種差の原因については，米国では，2型糖尿病患者の平均BMIは30ぐらいで高度肥満が多いため，インスリン抵抗性も強く，死因としては虚血性心疾患が最も多数となっています．

　一方，日本人の2型糖尿病患者の平均BMIは25と，米国人のような高度の肥満ではないためか，虚血性心疾患よりも癌と感染症のほうがより多数なのでしょう．

したがって，日本人の高齢者糖尿病の外来管理においては，癌や感染症の予防と早期発見・治療が，患者の QOL 確保と健康寿命の延伸にとってより重要であり，心血管病対策だけに注意して，これらの疾患を見逃してはならないのです．

2. 2型糖尿病では，全癌，特に大腸癌，肝臓癌，膵臓癌のリスクが増加

そこで，糖尿病と癌の関係についてみていきます．日本糖尿病学会と日本癌学会の合同で結成した「糖尿病と癌に関する委員会」が2013年5月に行った報告[2]では，糖尿病の日本人はそうでない日本人に比べて，男女ともに1.2倍（男性の95%信頼区間1.12〜1.27，女性は同1.07〜1.31），全癌に罹患するリスクが高いとされています．特に，大腸癌になるリスクは1.4倍（同1.19〜1.64），肝臓癌は1.97倍（同1.65〜2.36），膵臓癌は1.85倍（同1.46〜2.34）も高いことがわかりました．

また，統計学的に有意ではなかったものの，子宮内膜癌（ハザード比1.84，95%信頼区間0.90〜3.76），膀胱癌（ハザード比1.28，95%信頼区間0.89〜1.86）でリスク上昇の可能性が示されています．ほかの癌種では関連はみられませんでした（表1）[2]．

表1 糖尿病と主な癌リスクに関する癌種別の国内外からの報告をまとめたメタアナリシスとわが国におけるプール解析［文献2）より］

癌種	メタアナリシス 相対リスク (95%信頼区間)	わが国のプール解析* 相対リスク (95%信頼区間)	生涯癌罹患リスク (2007年)**		年齢調整罹患率 (2007年) 人口10万対***	
			男性	女性	男性	女性
胃癌	1.19 (1.08〜1.31)	1.06 (0.91〜1.22)	10.9%	5.5%	78.9	28.6
大腸癌	1.3 (1.2〜1.4)	1.40 (1.19〜1.64)	8.5%	6.7%	63.4	35.9
肝臓癌	2.5 (1.8〜2.9)	1.97 (1.65〜2.36)	4.0%	2.2%	29.8	10.6
膵臓癌	1.82 (1.66〜1.89)	1.85 (1.46〜2.34)	2.2%	2.1%	15.1	9.3
乳癌	1.20 (1.12〜1.28)	1.03 (0.69〜1.56)	—	6.9%	—	67.1
子宮内膜癌	2.10 (1.75〜2.53)	1.84 (0.90〜3.76)	—	1.1%	—	10.5
前立腺癌	0.84 (0.76〜0.93)	0.96 (0.64〜1.43)	6.6%	—	43.5	—
膀胱癌	1.24 (1.08〜1.42)	1.28 (0.89〜1.86)	2.0%	0.7%	12.5	2.7

*津金他，未発表データ
**日本人における生涯癌罹患リスク
***日本人における癌の年齢調整罹患率

合同委員会の報告は，国内の8つのコホート研究のプール解析で行われたもので，男性15万5,345人，女性18万792人を平均10年間追跡調査した結果です．調査開始から3年以内に発症した癌は除いています．暴飲暴食や心身のストレスもなく，

**特に思い当たる原因がないのに，
なぜか血糖コントロールが悪化してきた場合には，
癌が隠れている場合があります**

ので，腹部超音波検査や大腸内視鏡検査等の精査が必要なこともあります．

　癌と関連があるのは，**主に2型糖尿病**です．「加齢」「男性」「肥満」「運動不足」「不適切な食事（赤肉，加工肉の摂取過剰，野菜・果物・食物繊維の摂取不足）」「過剰飲酒」「喫煙」は，2型糖尿病と癌に共通する危険因子であり，そうした生活習慣がある糖尿病患者に癌の発症が多いのは，ある意味当然のことでしょう．
　ですが，生活習慣以外にも2型糖尿病の「❶高インスリン血症」「❷高血糖」「❸炎症」「❹脂肪肝」等が，癌の発症につながっていることが示唆されています．

❶ 高インスリン血症

　2型糖尿病では，ブドウ糖を筋肉や脂肪に取り込むホルモンであるインスリンの働きが悪くなるため（インスリン抵抗性），膵臓が大量のインスリンを分泌します．つまり，インスリン抵抗性によって，**高インスリン血症**になります．高インスリン血症は，**インスリン様増殖因子（insulin-like growth factors；IGF）**結合タンパクを減少させ，結果としてIGFの活性を上昇させて細胞増殖や，アポトーシスの抑制など癌の発症・進行を誘導することにつながります[3]．

❷ 高血糖と ❸ 炎症

　高血糖自体が起こす「慢性の炎症」が，癌を引き起こしているとの説もあります．肥満（特に内臓肥満）により，脂肪細胞から分泌されるアディポネクチンが低下することで，インスリン抵抗性が進行するためです[4]．

❹ 脂肪肝

ほかにも，肝臓癌リスク上昇の原因として，**糖尿病の人に多い脂肪肝との関連**が指摘されています．脂肪肝とは肝臓の 30％以上が脂肪化している状態で，自覚症状はありません．これまで日本人の肝臓癌は，B 型・C 型肝炎ウイルス，またはアルコール性肝炎が原因の人が多かったのですが，最近は非アルコール性脂肪肝炎（non-alcoholic steatohepatitis；NASH）から肝硬変，そして肝臓癌になる人が増えています．

以上を考えますと，高齢者糖尿病患者においても，すなわち，

**食事療法，運動療法，禁煙，節酒，そして薬物療法で，
血糖値を良好にコントロールする**

ことが癌発症のリスクの軽減にもつながるのです．

■ 癌を疑う場合

日常臨床では，以下のような癌を疑わせるような症状がある場合には，適切な検査を行いましょう．

① 急な血糖コントロールの悪化や糖尿病の発症時
② 理由のない体重減少
③ 貧血の進行
④ 便通異常
⑤ 原因不明の発熱や疼痛
⑥ 異常な倦怠感

頻度の高い癌を中心にチェックするため，腹部エコー・腹部 CT スキャン（膵臓癌，肝臓癌），便潜血・大腸内視鏡（大腸癌）から，検査を予定します．

3. 糖尿病治療薬の癌発症リスクは,ピオグリタゾン以外にはエビデンスなし

　次に,糖尿病治療薬と癌の関係について書きます.一時期,インスリン製剤などの糖尿病治療薬によって癌が増えるのではないかといわれたことがあります.
　インスリン製剤により,「IGFを増加させる可能性があるのではないか…?」という論文が2012年に発表されたためです.ただ,当該論文は研究デザインに問題があったことに加えて,その後,インスリン製剤のリスクを否定する論文が出されたことなどから,2013年には欧州医薬品庁より,インスリン製剤と癌の関連を否定する声明を発表しています.

　唯一,ピオグリタゾン(アクトス®)についてのみ,膀胱癌のリスクを有意に増加させるという報告があり,添付文書にも膀胱癌発症のリスクについて,十分説明してから投与するよう記載されています.

4. 糖尿病患者の癌治療では,がん専門病院よりも,糖尿病専門医もいる総合病院に紹介したほうがよい

　最後に,糖尿病患者の癌治療についてお話します.糖尿病は癌の発症原因となるだけでなく,治療の妨げにもなります.**血糖値が高いと,手術後に傷が治りにくく,感染症になりやすくなり,抗がん剤の効き目が悪くなる場合がある**からです.癌患者は,糖尿病があることで死亡率が高いことや,術後の死亡率が1.85倍高いことも指摘されています[5].
　ですから,癌の患者にとっても,手術前後や抗がん剤治療中の血糖コントロールは重要です.手術が必要な患者が,

　①空腹時血糖値 200 mg/dL 以上,
　②食後血糖値 300 mg/dL 以上,
　③ HbA1c 10%以上

のどれかに当てはまる場合には,先にインスリン療法で血糖値を下げてから手術を行います.

インスリンを使えば，通常は2週間程度で血糖値が正常に近い値になります．がんの専門医と相談して糖尿病治療と手術のどちらを優先するかを検討しますが，ほとんどの癌では，血糖コントロールのために2週間くらい手術の時期が遅れても悪影響はないとされています．

　また，糖尿病患者では動脈硬化が進んでいるケースも少なくありません．抗血小板薬や抗凝固薬を服用している場合には，ヘパリンの使用などを考える必要もあります．

　化学療法に使用する薬剤についても，一部血糖に影響するものがあります．悪心や嘔吐予防に用いられるステロイド薬は，血糖値を悪化させますので，注意が必要です．

　そのほか，新しい抗がん剤の免疫チェックポイント阻害薬（オプジーボ®など）の使用により，劇症1型糖尿病も含む1型糖尿病を発症するケースも報告されています[6]．

　地域のがん専門病院には，糖尿病専門医がいない場合も多いと思います．したがって，糖尿病の人が癌の治療を受けるときは，大学病院など，糖尿病専門医もいる総合病院で治療を受けたほうがいいでしょう．

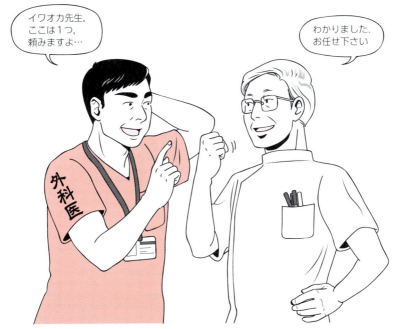

術前2週間前からインスリン療法で血糖管理は欠かせない．糖尿病でない人も要注意

一方，糖尿病ではない人でも，抗がん剤治療の際に吐き気・嘔吐の予防薬として使うステロイド薬の内服や注射によって血糖値が上がる場合があります．ステロイド薬によって高血糖になった人に対しては，その薬を使うあいだだけインスリン療法を行いますが，薬の作用時間，患者さんの食事の量によってインスリンの量を調整します．もともと糖尿病がある人では，さらに高血糖となり注意が必要ですので，これも糖尿病専門医のいる病院で癌治療を受けたほうがよい理由です．

　プライマリ・ケアの先生には，ご自分の糖尿病患者さんには，1年に1回の人間ドックやがん検診をお勧めいただくようお願いします．
　もし癌が発見された場合は，がん専門病院に紹介するのか，それとも糖尿病専門医のいる病院に紹介するのか，癌の種類や地域によって事情は異なりますので，普段からよく把握しておいてください．

［岩岡　秀明］

● 引用文献
1) 中村二郎，神谷英紀，他：―糖尿病の死因に関する委員会報告― アンケート調査による日本人糖尿病の死因 ―2001～2010年の10年間，45,708名での検討―．糖尿病，2016；59巻（9号）：667-84．
2) 糖尿病と癌に関する委員会：糖尿病と癌に関する委員会報告．糖尿病，2013；56巻（6号）：374-90．
3) Djiogue S, Nwabo Kamdje AH, et al: Insulin resistance and cancer: the role of insulin and IGFs. Endocr Relat Cancer. 2013 Jan 7; 20（1）: R1-R17.
4) Zambirinis CP, Pushalkar S, et al: Pancreatic cancer, inflammation, and microbiome. Cancer J. 2014 May-Jun; 20（3）: 195-202.
5) Barone BB,Yeh HC, et al: Postoperative mortality in cancer patients with preexisting diabetes: systematic review and meta-analysis. Diabetes Care. 2010 Apr; 33（4）: 931-9.
6) Okamoto M,et al: Fluminant Type1 diabetes mellitus with ant-programme cell death 1 therapy. J Diabetes Investig. 2016 Nov; 7（6）: 915-8.

12 高齢者糖尿病のポリファーマシー問題と薬剤管理

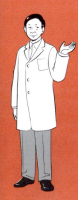

ここが大事！ ポリファーマシーの real point

1. 高齢者糖尿病への薬物処方は慎重に！
  ——5つのポイントを踏まえる
2. ポリファーマシーを解消しよう！
  ——背景にある問題点を探る
3. 認知症患者の服薬管理五箇条で有害事象を回避する
4. 院内スタッフ（CDEなど）の力を借りよう！

1. 高齢者糖尿病への薬物処方は慎重に！　——5つのポイントを踏まえる

　インスリンやSU薬（スルホニル尿素薬）がメインの治療だった過去においては，糖尿病の薬物療法には低血糖がつきものでした．「糖尿病の薬物療法＝低血糖」というイメージでしたので，低血糖をできるだけ起こさずにHbA1cをいかによくするか，が臨床医の腕の見せ所でした．確かに低血糖は転倒事故による骨折や認知症を引き起こし，重症低血糖は脳・心血管イベントを誘発することで，生命危機を招きます．特に，

重症低血糖は，高齢者でより発症しやすい

ため，日本糖尿病学会と日本老年医学会の合同委員会は，2016年5月に「高齢者糖尿病の血糖コントロール目標（HbA1c値）」[1]を定め，発表しました（**4章，図1**参照）．血糖コントロール目標は，「認知機能」「身体機能（基本的ADLや手段的ADL）」「併発疾患」などの程度で3つのカテゴリーに分けています．さらに，低血糖のリスク回避の観点から，インスリン，SU薬，グリニド薬などの使用時には，目標の下限値が設定されました．しかし，高齢者といっても個人差が大変大きい（**図1**）

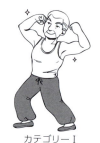
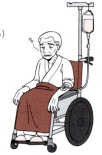

カテゴリーⅠ
(健康な高齢者，認知症なし)

カテゴリーⅡ
(サルコペニアの高齢者，軽度の認知症)

カテゴリーⅢ
(フレイルの高齢者，認知症，多くの併存疾患)

図1　高齢者といっても，個人差が大変大きい

ので，患者の健康状態や，年齢，余命，QOLなどを総合的に考慮して，個別に設定すべきともしています．同薬剤の使用時でそれぞれの下限を下回っている場合は，低血糖が起こっていないことを主治医の責任で確認しておく必要があります．

　同時期に，日本老年医学会により『高齢者の安全な薬物療法ガイドライン2015』[2)]も作成されました．後期高齢者および75歳未満でもフレイルな高齢者では，薬物有害事象のハイリスク群と考え，「有害事象の回避」「薬剤アドヒアランスの向上」「QOL改善」「医療費の削減」という視点から，基本的には主治医が処方全体を見直し，服薬数も減らすことが推奨されています．そのなかで高齢者に訴えが多い不眠に対して，従来から多用されてきたベンゾジアゼピン系や同様の作用をもつ睡眠薬や抗不安薬は，ふらつきによる転倒・骨折および認知機能低下防止の観点から，新たな処方を避け，漫然と長期に処方しないようにすべきとされています．

では，糖尿病治療薬に絞って話を進めましょう．**①インスリンが不可欠な患者**でも，高齢化の度合いに応じ，より安全で間違いの少ない注射法を選択します．**②腎機能の低下した患者**では，重症低血糖や低血糖の遷延が起こりやすいことを考慮し，**SU薬**の使用は避けるか，やむを得ず使用する場合はごく少量とします．**③ビグアナイド薬**も中等度以上の腎機能障害や肝機能障害が進んだ患者では処方を控え，**④チアゾリジン薬**は，骨折リスクの高い人や心不全が悪化しやすい人は避けます．**⑤SGLT2阻害薬**は性器感染症のほか，栄養状態の悪い場合や身体活動が不十分な場合にはサルコペニアをきたす可能性があるので回避します．これらの5つのポイントを押さえておくとよいでしょう．

管理すべき糖尿病治療薬の real point
①インスリン，② SU 薬，③ビグアナイド薬，④チアゾリジン薬，⑤ SGLT2 阻害薬，この5つの薬剤管理に気を使う

2．ポリファーマシーを解消しよう！
──背景にある問題点を探る

ポリファーマシー（polypharmacy）という言葉，最近よく耳にしますね．この言葉は日本語的には多剤併用や多剤処方と言い換えられることが多いのですが，一般的な解釈では必要以上に多種類の薬を処方している場合で，何らかの有害事象を起こしているか，起こりそうな状態を指す言葉として使われています．多種類の薬を服用することで，作用の類似した薬の効果が重複してしまう問題や，飲み合わせによる薬物相互作用の問題などが生じ，予期せぬ副作用を起こす危険性が高まります．

ポリファーマシーの解消には，各病状に対し個別に処方するのでなく，全体のバランスを考え，その患者にとってより有効性と安全性の高い薬を選択することが重要です．単に患者の心身の状態だけでなく，生活やケアの状況，QOLを総合的に判断しながら，処方薬の内容・数量・剤型や服薬管理法を決め直すことが必要となります．

高齢者に必要もないほど過剰な医療提供を避ける一方で，高齢者だからといって過少な医療を推し進めることは，患者の尊厳と医療の質を損ねる危険性をはらんでいます．そこで，各薬剤の特徴を十分に把握したうえで，患者の「（病状・合併症などの）身体状況」「身体機能」「栄養状態」「認知機能」「精神・心理状態」「社会・経済状態」「服薬アドヒアランス」などを考慮し，患者とその介護者の希望をも尊重して，処方内容

を決める必要性があります．

❶ なぜ高齢者では薬をたくさん使うようになるのか…？

　高齢者が多剤併用になりやすいのは，以下の理由が考えられます（**図2**）．①気力や体力が次第に衰え，フレイルやそれに近い状態になると，食事療法・運動療法の励

1. フレイルで食事・運動療法が難しい

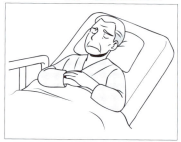

→糖尿病治療薬が増加

2. 罹病年数が長くインスリン分泌が低下

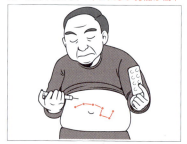

→インスリン・SU薬が必要

3. 罹病年数が長く合併症が顕性化・重積

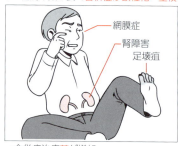

網膜症
腎障害
足壊疽

→合併症治療薬が増加

4. 加齢化で偶発症が出現しやすい

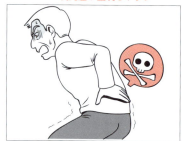

→偶発症治療薬が加わる

5. 老年症候群による症状（愁訴）

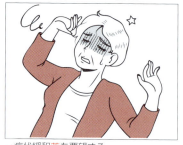

→症状緩和薬を要望する

6. 薬剤数が増えて副作用が出やすい

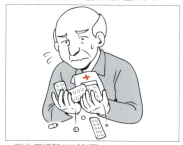

→副作用緩和薬が必要

図2 高齢者糖尿病で多剤併用になる理由

行による血糖管理が難しくなり，血糖改善のために糖尿病治療薬を増やして対応しがちになります．また，②罹病年数が長くなることで膵内分泌機能が低下し，内因性インスリン分泌が低下するため，使いたくなくてもインスリン注射や SU 薬が必要となります．③高齢化で罹病年数が長くなると，合併症が顕性化したり，重積しやすくなるため，合併症への治療薬も必要となります．④加齢にともなって糖尿病合併症以外の偶発症（**2章**参照）が出現しやすいため，偶発症への治療薬が加わります．⑤老年症候群による症状（愁訴）を緩和するために，患者から症状緩和薬を要求されるようになります．⑥薬剤数が増えてくると，薬剤の副作用を防止するために副作用緩和薬が必要となります（例．高血圧→利尿薬追加→高尿酸血症→高尿酸血症治療薬，腰痛症→鎮痛剤→胃薬など）．これらは通常よく観察される事象です．

❷ ポリファーマシーの問題点を整理しよう！

ポリファーマシーの問題点の real point

▷ **身体的影響**：高齢化すると，薬物代謝で重要な役割をしている肝臓・腎臓の予備能力が低下します．各種薬剤の代謝や排泄に遅延が生じるため，薬剤の血中濃度が上昇し，薬剤による予期しない副作用や相互作用をきたしやすくなります．低血糖もその1つです．多剤併用は重症低血糖の危険因子の1つとされ，5剤以上の多剤併用は転倒事故の危険因子の1つであるといわれています（**図3**）[2]．また，高齢化により筋肉が減る一方，体脂肪が相対的に増えるため，脂溶性の薬は身体のなかに蓄積しやすく，作用が持続するので副作用が出やすくなります

▷ **誤薬の問題**：高齢化によって，視力障害，聴力障害，認知機能の低下が起こってきます．視力障害があると服用すべき薬を取り違えたり，聴力障害があると医師や薬剤師の服用の注意点が聞きとれなかったり，認知機能が低下してしまった場合には服用の仕方そのものを間違えたりして，誤薬の危険性が高まります

▷ **服薬管理の問題**：認知機能の低下にともなって，薬を指示どおりに

飲まなくなったり，すでに服用したにもかかわらず，その事実を忘れたりします．特に多剤併用にした場合，服薬アドヒアランスが低下し，飲むべき薬を飲まなかったり，逆に飲み過ぎたりして事故を起こしやすくなります．つまり，認知症になると，服薬管理は極めて困難になってしまいます

▷ **シックデイ対策**：高齢者は発熱，食欲不振，下痢，嘔吐などシックデイ状態に陥る頻度が高いことはわかりますね．夏場に庭仕事などをしていると，容易に熱中症になり，腎機能の急激な悪化により，想像しないような有害事象が出現する可能性があります．飲水だけでなく食事に含まれる水分量も重要です．飲食量減少や脱水が起こりやすい患者ではシックデイの薬剤対応について，あらかじめ本人だけでなく家族・介護者に十分説明しておく必要があります

▷ **医療経済的問題**：6種類以上の薬物を服用している場合，薬物有害事象が増加することが多いとされています（**図3**）[2]．有害事象が発生したときの入院加療にかかる費用も医療経済に大きな負担となります．また，患者の服用アドヒアランスの悪化から大量の残薬が生じ，それらは年間数百億円に上るともいわれています

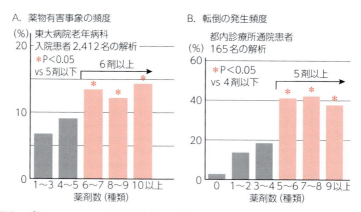

図3 ポリファーマシーと有害事象の関係［文献2）日本老年医学会，日本医療研究開発機構研究費・高齢者の薬物治療の安全性に関する研究研究班（編集）：高齢者の安全な薬物療法ガイドライン2015．メジカルビュー社，2015，p15．より一部改変］

❸ ポリファーマシーを脱却するには…？

　高齢者の場合，多剤併用となりやすいのですが，何剤ぐらいに減らせばよいのでしょうか…？　先に述べたように，5〜6剤以上になると薬物有害事象や転倒の発生頻度が急増するようです．複数の科にまたがって診療を受けている患者が多いのですが，疾患や診療科ごとの断片的な医療を避ける必要性があります．重複処方されている場合も多く，中心的に診療している医師（かかりつけ医）が種々の科の処方内容を吟味し，整理する必要性があります．

　一般的により安全な代替薬がある場合，有害作用が出やすい薬剤や安全性に劣る薬を切り替えます．また配合錠により服用する錠剤数を減らし，患者のアドヒアランスを向上できる場合もあります．薬を中止したり残したりするときの判断または薬の選択の優先順位については，何度もいいますが「患者の病状，生活環境，QOLなど」も考慮します．薬の取捨選択においては，患者や家族・介護者の意見を聞きながら決定し，患者の生活に則した処方内容とする必要性があります．これらの決定には多職種によるチーム医療や医師と薬剤師の連携も重要な鍵になります．

　一般薬についてはかかりつけ医が調節できても，命に直結する「脳・心・腎など」の疾病や特殊な疾病に関する他科からの薬がある場合は，それぞれの科に依頼して減薬してもらうか，総合診療医に任せるか，入院加療したときに病状をチェックして減薬してもらわざるを得ない場合もあります．

ポリファーマシーの脱却の real point
▷ 薬の選択・中止や錠剤を減らす等の判断は「患者の病状，生活環境，QOLなど」を考慮
▷ より安全な代替薬がある場合，有害作用が出やすい薬剤や安全性に劣る薬を切り替える
▷ 配合錠により服用する錠剤数を減らし，患者のアドヒアランスの向上を図る
▷ 命に直結する「脳・心・腎など」の疾病や特殊な疾病に関する他科からの薬がある場合，各科に依頼して減薬，もしくは総合診療医に任せる

○症例　87歳，女性

多剤併用で低カリウム血症をきたした認知症女性例

　73歳で糖尿病指摘．他院を経て77歳時当院へ．食事療法と経口薬にて85歳までHbA1cは6％台で推移した．認知症を発症し，87歳時HbA1cが8％前後に上昇し，血清Kが2.5 nEq/Lと低下した．内分泌疾患，消化器疾患，低栄養を鑑別，家族に事情を聴いたところ，当院以外に多数の医療機関を受診していて漢方薬数種を含むポリファーマシー状態であることが判明した．
　重要臓器障害がないことから当院処方薬（グルベス配合錠®3T，エクア錠®100 mg）を含めて一切の経口薬を中止してもらい．代わりにトルリシティ皮下注®0.75 mg週1回を家族に指導した．その後はK，体重，血糖とも比較的コントロール良好に推移している．

3. 認知症患者の服薬管理五箇条で有害事象を回避する

　認知機能が低下してくると，指示どおりに服薬することが次第に困難になっていきます．飲み忘れ，飲み過ぎ，飲み間違いをしたり，認知症が進むと，薬を服用する必要性すら忘れてしまうこともあります．さらには，自分に病気があることを忘れてしまったり，服薬させようとすると毒を飲まされるかのように拒否する場合もあります．
　患者の服薬アドヒアランスを向上させる対応は，認知機能の低下の程度によって異なります．服薬過誤に起因する薬物有害事象を回避する工夫には，次頁の**表1**の方法があります．

❶ 服薬内容を整理しよう

　認知症を合併すると，重症低血糖が起こりやすくなります．認知症ではSU薬は可能な限り中止します．インスリンを使う必要性がある場合はできるだけ単純化し，低血糖リスクが少ない注射法に変更します．α-グルコシダーゼ阻害薬（α-GI）やグリニド薬といった食直前に服用しなければならない薬の服用には食事の世話をしてくれる家族などの介助者が常に必要となります．日中に介助者がいない場合には，介助者

表1　認知機能低下時の高齢者の服薬管理[*1]

> ❶ 服薬内容を整理しよう
> ❷ 服用法はできるだけ簡素に！
> ❸ 薬剤の味や剤形にもこだわって
> ❹ かかりつけ薬局や家族に頼もう，服薬忘れや服薬内容の誤り防止法
> ❺ 認知症が進んだら患者以外に薬剤管理を依頼しよう！[*2]

[*1] 認知機能低下時：指示どおりの服薬不能で，飲み忘れ，飲み過ぎ，飲み間違い，服用したことを忘れる，病気のことを忘れる，被害妄想で服薬を拒否するなど
[*2] 家族，訪問介護，通所介護など，誰が，どの時間に，どのように服薬を管理するのか，ひと目で見てわかるようなケアプランをつくり，それを共有する

が服薬を見守れる時間に服薬が可能になるよう服薬内容を整理する必要があります．また，糖尿病以外の薬も含めて必要最小限に減薬し，ときには配合剤も利用して服薬数を極力減らします．

❷ 服用法はできるだけ簡素に！

　服用法はできるだけ簡素化し，できれば他科診療や，複数の医療機関から処方される薬も吟味し，まとめて一包化することが望まれます．ただし，飲食や体調変化などによって服薬調節が必要となるような薬は一包化から除外しておきます．服用回数を減らすには除放剤も利用し，また週1回の投与で済むDPP-4阻害薬も使います．GLP-1受容体作動薬の週1回製剤であるデュラグルチドは食欲抑制が少ない点で高齢者にもよく使われます．ただし，食欲抑制も皆無ではないので，食欲低下や体重減少には極力注意が必要です．

❸ 薬剤の味や剤形にもこだわって

　認知症になると，**口に入れて不快に感ずるものに抵抗感が出て服薬アドヒアランスを落とす**，つまりは飲まなくなってしまう原因になります．したがって，経口薬はできるだけ飲みやすい味で，サイズや形状も飲みやすい大きさ・剤形の薬を選びます．錠剤やカプセルが飲み込めない場合は，口腔内崩壊錠，貼付剤，坐薬，軟膏・クリームがある場合には，使い勝手のよさそうなものに処方を変更しましょう．

❹ かかりつけ薬局や家族に頼もう，服薬忘れや服薬内容の誤り防止法

　かかりつけ薬局には，分包紙や薬袋に日付や，朝・昼・夕などの時間を大きく表記し，色分けし，線を引くなどの対応をしてもらいましょう．認知症の進行の程度によっては，自宅に「服薬ボックス」「服薬ポケット」「服薬カレンダー」などを準備し

てもらい，1回毎の必要な薬を間違いなく飲めるようにする工夫も必要です．また，服薬を忘れないように，貼り紙やメモを置いたり，服薬時間にアラームをセットしたり，可能ならば家族が服薬時間に電話で服薬を促す方法もよいと思います．

❺ 認知症が進んだら患者以外に薬剤管理を依頼しよう！

　認知症が進行して本人の服薬管理が困難な場合に，家族に依頼ができればベストです．昼の時間帯で家族が留守になる場合，訪問介護やデイサービス利用時に服薬介助を依頼します．訪問薬剤指導を利用し，薬剤師が残薬などを調べて服薬状況を把握し，適切に服薬指導できるような工夫をしてもらうこともときに必要になります．その場合，家族，訪問介護，通所介護など，「誰が」「どの時間に」「どのように服薬を管理するのか」，ひと目でみてわかるようなケアプランをつくり，それを共有することはいうまでもありません．

4．院内スタッフ（CDE など）の力を借りよう！

　服薬管理や薬物有害事象のチェックは，地域の訪問看護師，介護スタッフに加え，今後はかかりつけ薬剤師も有用な情報を提供してくれるはずです．しかし何よりも，医療施設に通院している患者においては，日々接してくれる医療スタッフ（理想をいえば，**CDE；糖尿病療養指導士**）が頼りになる存在です．患者の心身の微妙な変化や服薬状況などの情報をキャッチしやすく，フレイルの程度や認知症の見極めも含め，大変重要な役割を担っているといえます．

　医療スタッフが普段から患者に接していると，認知機能の衰えは，療養上の受け答えや行動の微妙な変化から察知できます．例えば，受診日を間違えてしまったり，服装が乱れたりする場合などです．高齢患者の場合，特に**軽度認知障害（mild cognitive impairment；MCI）**や，認知症の早期の段階から家族に付き添ってもらうことが望ましいでしょう．患者の日常生活での言動や服薬管理の情報を家族から聞き出せるだけでなく，医療スタッフが把握した微妙な異変を家族に伝え，早期の相談や対応が可能となるからです．

　高齢者の場合，サポートしてくれるキーパーソンの存在が重要になります．患者の家庭環境，同居・別居の有無，介護環境などは，普段から少しずつ情報を得ておくと，患者本人の薬剤管理では無理と判断された場合の対応が容易になります．

来院間隔と処方日数が合わないなど服薬管理が怪しくなってきたり，良好だった血糖コントロールが理由もなく悪化した場合などでは，認知症が疑われ，家族や介護者に介入してもらう好機となります．ただその際にも，患者の自尊心への配慮が必要です．どの部分ができなくなっているのかを見極め，服薬上で難しくなってきた点だけを家族や同居者に支援してもらうよう働きかけます．患者と家族のこれまでの関係性や生き方を考慮して対処してもらうべきで，医療者の都合や考え方を一方的に押しつけないようにしましょう．

　「家族がこれまでどのように患者とかかわってきたのか」「これからはどのようにかかわりたいと考えているのか」「家族ができることは何か」などを話し合う場を設けることも重要です．そのうえで，家族の負担を最小限にするため，介護制度の利用を提案するケースもあります．

　一方，家族や介護者の支援を嫌がるのも認知症患者の特長の1つです．患者の残存能力を尊重し，できない部分だけを的確にサポートすることが看護や介護の原則です．できるだけ患者と一緒に可能な対処法を考え，その実行を支援します．患者自身でできることは刻々と減っていきます．その都度，状況を見極めて対応していくことが重要です．

　認知機能の低下にともない，高齢患者の服薬管理上のリスクを低減するためには，受診時に患者と接する機会が多く，患者の微妙な変化をいち早くキャッチできる医療スタッフの役割が大変重要です．診断や解決法の糸口になるからです．医療スタッフの得た情報は医師や医療チームで共有します．そして，よりよい解決法を選択するために，院内での「多職種連携」をフルに機能させます．また，他の病医院，保険薬局，介護施設などを結ぶ「地域連携」も重要になります．

［栗林　伸一］

● 引用文献
1）日本糖尿病学会（編・著）：糖尿病治療ガイド2018-2019．文光堂，2018．
2）日本老年医学会，日本医療研究開発機構研究費・高齢者の薬物治療の安全性に関する研究研究班（編集）：高齢者の安全な薬物療法ガイドライン2015．メジカルビュー社，2015，p13．

13 高齢者糖尿病と認知症

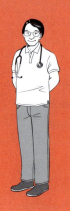

ここが大事！ 認知症の real point

1. 糖尿病患者の認知症発症リスクは 2～4 倍
2. 糖尿病をともなう場合，遂行機能が障害されやすい
3. 治る認知症を見逃さない
4. とにかく低血糖を起こさない
5. BPSD への対応は「薬 1.5 割，ケア 8.5 割」

1. 糖尿病患者の認知症発症リスクは 2～4 倍

　日本は人口減少と相まって世界に類をみないスピードで高齢化が進んでおり，高齢化率は 2025 年には約 30％，2060 年には約 40％に達するとみられています．認知症の最大のリスクは高齢化であり，日本における認知症患者は，2025 年で 730 万人，2060 年で 1,150 万人になるという推計があります（図 1）[1]．これはじつに，

65 歳以上の「5 人に 1 人」～「3 人に 1 人」という数字

となり，歴史上ここまで高い割合の認知症者を抱える国はなく，先例がないなかで試行錯誤しながら解決策を模索しなければならないというのが，世界に先駆けて超高齢社会を迎えたわが国の状況といえます．

　認知症は，「いったん正常に発達した知的能力が持続的に低下し，複数の認知障害があるために日常生活，社会生活に支障をきたした状態」と定義されます．認知症を引き起こす疾患は 70 種類程度あるともいわれていますが，代表的なものとしては，

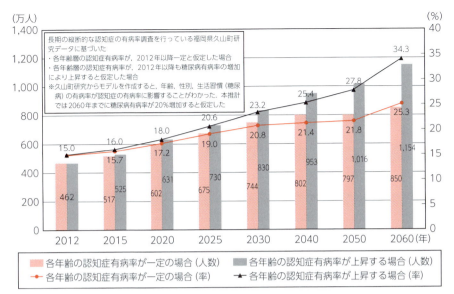

図1 65歳以上の認知症患者数と有病率の将来推計［文献1）より］

①アルツハイマー型認知症,
②レビー小体型認知症,
③血管性認知症,
④前頭側頭型認知症

の4つがあり，これらで認知症全体の80％を占めます．2型糖尿病や耐糖能異常が認知症発症や認知機能障害の発症リスクを高めることは多くの国際的な大規模疫学研究で示されており，糖尿病患者は，糖尿病がない人と比べて，**アルツハイマー型認知症が1.46倍，血管性認知症は2.49倍起こりやすく，軽度認知障害（mild cognitive impairment）にも約1.2倍なりやすい**とのデータがあります[2]．国内における大規模な生活習慣病の疫学調査である久山町研究でも，糖尿病患者の発症リスクは，2～4倍と報告されています[3]．

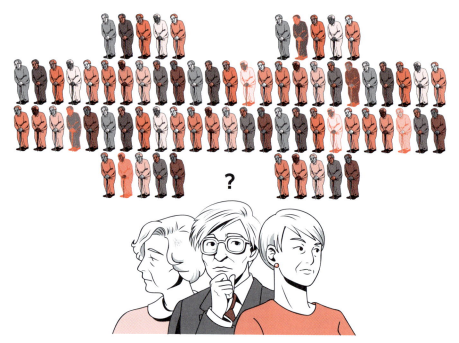

【三人寄れば文殊の知恵】といいますが,「高齢者が3人いれば,1人は認知症」という時代に.しかも認知症の疾患には,70の種類があり,大変な時代になりました

2. 糖尿病をともなう場合,遂行機能が障害されやすい

　高齢の糖尿病患者は,「遂行機能(実行機能)」「記憶,情報処理能力」「注意力」などの領域が障害されやすいといわれています.遂行機能とは,目的をもった一連の行動を自立して有効に成し遂げる機能を指しますが,この機能が障害されることによって,糖尿病患者の治療において必要な自己管理が難しくなるため,治療方針の変更を検討しなければならない場合があります.以下に該当する場合は,認知機能障害の頻度が高いことを認識し,認知機能の検査を行うことが望ましいでしょう.

　① 75歳以上
　② HbA1c 8.5％以上
　③ 重症低血糖の既往
　④ 脳卒中の既往

認知症スクリーニングの神経心理検査は，以下のようなものがあります（**表1**）．一般的には，世界的に多く使用されている MMSE（Mini-Mental State Examination：ミニメンタルステート検査，**6章**，**表3**参照）や国内でよく使われる HDS-R（Hasegawa's Dementia Scale-Revised：改訂長谷川式認知症スケール）です．加えて，糖尿病患者において多く出現する遂行機能障害が反映される時計描画テストを組み合わせて行うのが適切でしょう．DASC-21（Dementia Assessment Sheet for Community-based Integrated Care System-21 items：地域包括ケアシステムにおける認知症アセスメントシート）は介護職員などでも実施できるので，環境に応じて選択してもよいかもしれません．

認知症の診断は，ICD-10（**表2**）[4]，NIA-AA（**表3**）[4] または DSM-5（**表4**）[4] などの診断基準において行います．

表1 認知症スクリーニングの神経心理検査の一覧

#	名称	所要時間	概要
1	MMSE（Mini-Mental State Examination：ミニメンタルステート検査）	10分以内	時間・場所の見当識，3単語の即時再生と遅延再生，計算，物品呼称，文章復唱，3段階の口頭命令，書字命令，文章書字，図形模写の計11項目から構成される．30点満点で23点以下が認知症疑い，27点以下は軽度認知障害（MCI）が疑われる
2	HDS-R（Hasegawa's Dementia Scale-Revised：改訂長谷川式認知症スケール）	10分以内	年齢，見当識，3単語の即時記銘と遅延再生，計算，数字の逆唱，物品記銘，言語流暢性の9項目からなる．30点満点で20点以下が認知症疑い
3	CDT（Clock Drawing Test：時計描画テスト）	5分以内	紙を渡し，11時10分を指す時計の絵を描く
4	Mini-Cog	2分以内	3語の即時再生と遅延再生と時計描画を組み合わせたもの．2点以下が認知症疑い
5	MoCA（Montreal Cognitive Assessment）	10分以内	視空間・遂行機能，命名，記憶，注意力，復唱，語想起，抽象概念，遅延再生，見当識からなり，MCIをスクリーニングする．25点以下がMCI
6	DASC-21（Dementia Assessment Sheet for Community-based Integrated Care System-21 items：地域包括ケアシステムにおける認知症アセスメントシート）	10分以内	認知機能障害と生活機能障害（社会生活の障害）に関連する行動の変化を評価する尺度で，介護職員などでも施行できる21の質問からなる

表2 ICD-10による認知症の診断基準の要約［文献4）より］

G1. 以下の各項目を示す証拠が存在する
    1）記憶力の低下
        新しい事業に関する著しい記憶力の減退．重症の例では過去に学習した情報の想起も障害され，記憶力の低下は客観的に確認されるべきである
    2）認知能力の低下
        判断と思考に関する低下や情報処理全般の悪化であり，従来の実行能力水準からの低下を確認する
    1）2）により，日常生活動作や実行能力に支障をきたす．
G2. 周囲に対する認識（すなわち，意識混濁がないこと）が，基準G1の症例をはっきりと証明するのに十分な期間，保たれていること．せん妄のエピソードが重なっている場合には認知症の診断は保留
G3. 次の1項目以上を認める
    1）情緒易変性　2）易刺激性　3）無感情　4）社会的行動の粗雑化
G4. 基準G1の症状が明らかに6カ月以上存在していて確定診断される

表3 NIA-AAによる認知症の診断基準の要約［文献4）より］

1. 仕事や日常生活の障害
2. 以前の水準より遂行機能が低下
3. せん妄や精神疾患ではない
4. 病歴と検査による認知機能障害の存在
    1）患者あるいは情報提供者からの病歴
    2）精神機能評価あるいは神経心理検査
5. 以下の2領域以上の認知機能や行動の障害
    a. 記銘記憶障害
    b. 論理的思考，遂行機能，判断力の低下
    c. 視空間認知障害
    d. 言語機能障害
    e. 人格，行動，態度の変化

表4 DSM-5による認知症の診断基準［文献4）より］

A. 1つ以上の認知領域（複雑性注意，遂行機能，学習および記憶，言語，知覚-運動，社会的認知）において，以前の行為水準から有意な認知の低下があるという証拠が以下に基づいている：
  （1）本人，本人をよく知る情報提供者，または臨床家による，有意な認知機能の低下があったという懸念，および
  （2）標準化された神経心理学的検査によって，それがなければ他の定量化された臨床的評価によって記録された，実質的な認知行為の障害
B. 毎日の活動において，認知欠損が自立を阻害する（すなわち，最低限，請求書を支払う，内服薬を管理するなどの，複雑な手段的日常生活動作に援助を必要とする）
C. その認知欠損は，せん妄の状況でのみ起こるものではない
D. その認知欠損は，他の精神疾患によってうまく説明されない（例：うつ病，統合失調症）

3. 治る認知症を見逃さない

認知症の状態になる原因疾患は 70 種類程度あることは，前述した通りですが，認知症が疑われる場合に，まず，

治る認知症を見逃さない（表 5）

ことが重要です．これらは脳の神経細胞が減少しておらず，治療によって改善することが期待できます．神経心理検査によって認知症が疑われる場合には，頭部 CT や MRI，SPECT などの脳画像検査を実施し，原因を特定しましょう．また，薬物の副作用によるもの，うつやせん妄を除外することも大切です．

表 5 治る認知症と治らない認知症

治る認知症	治らない認知症
● 慢性硬膜下血腫	● アルツハイマー型認知症
● 一部の脳腫瘍	● レビー小体型認知症
● 一部の正常圧水頭症	● 前頭側頭型認知症
● 甲状腺機能低下症	● 血管性認知症　など
● ビタミン欠乏症	
● 複雑部分発作（てんかん）　など	

Dr.Takase のつぶやき 1　糖尿病をともなう認知症は非典型となりやすい

糖尿病患者の認知症の発症機序については，さまざまな研究がありますが，実際には複数の要素が複雑に影響し合って発症している場合が多いといえます．糖尿病を合併しているアルツハイマー型認知症の場合，血管性認知症または代謝性脳病変などが加わり，軽度のアルツハイマー病変でも認知症を起こしやすく，また非典型となりやすいという特徴があります．

さらに近年では**糖尿病性認知症**と呼ばれる糖代謝異常が認知症を引き起こしており，それが糖尿病をともなう認知症の約 10％程度にみられるとの報告もあります[5]．

4. とにかく低血糖を起こさない

2016 年に日本糖尿病学会と日本老年医学会の合同委員会により「高齢者糖尿病の血糖コントロール目標（HbA1c 値）」が発表されています（4 章, 図 1 参照）．

糖尿病治療の目的は，一般的には慢性合併症を予防することにありますが，高齢者，特に認知症をともなう場合には，長期生命予後よりも，

現在の QOL の維持向上と QOD（死の質）の確保に重点をおくべき

です．血糖値を厳格に管理して得られるメリットと，低血糖のリスクや本人および介護者の身体的・心理的負担といったデメリットとのバランスを考慮したうえで，治療目標を設定するのが望ましいでしょう．**認知症患者は，自身の体調不良に気づきにくい，気づいても表現できない**という場合もあり，**重症低血糖のリスクにより配慮が必要**といえます．

また，服薬アドヒアランスの維持と介護者の負担軽減のためできる限り治療を単純化し，可能であれば

服薬は 1 日 1 回にまとめるのが望ましい

でしょう．基本的には，低血糖のリスクが小さくかつ服用回数が少ない週 1 回の DPP-4 阻害薬もしくは，週 1 回 GLP-1 受容体作動薬をベースにします．インスリンはできるかぎり使わず，必要な場合も，DPP-4 阻害薬と併用して使用量を減らすといった工夫をします．腎機能に問題がなければ，メトホルミンも使いますが，1 日 2〜3 回の服用が必要なところが難点です．服薬や自己注射は介護者の支援が不可欠です．介護者の負担やストレスにも配慮した治療の組み立てが必要です．

○症例　83歳，男性

2型糖尿病，糖尿病腎症，高血圧症，高尿酸血症，認知症，脳梗塞後遺症，腰部脊椎管狭窄症

　認知症独居．近隣に住む息子が主に介護しているが，自宅はごみ屋敷．食事は，息子が菓子パンやサンドイッチ，惣菜を買ってきて食べさせている．食事指導を行うも不徹底．ベッド上の生活で運動療法も不可．eGFR 18.7 ml/minの腎機能低下を認めており，胆汁排泄型選択的DPP-4阻害剤およびα-グルコシダーゼ阻害薬（α-GI）にてコントロールを行ってきたが，HbA1cが10.1％となったため，DPP-4阻害薬を中止し，週1回のGLP-1受容体作動薬に変更した．GLP-1受容体作動薬の注射実施は訪問看護師に実施を依頼した．α-GIは食直前に飲む必要があり，他の薬剤と飲むタイミングが異なり服薬が難しいため中止．

○処方薬
　変更前
　・トラゼンタ錠®5 mg　朝食後
　・ベイスンOD錠®0.2 mg　朝食前
　変更後
　・トルリシティ皮下注®　週1回

5. BPSDへの対応は「薬1.5割，ケア8.5割」

　認知症の症状のなかで記憶障害と並んで家族・介護者の負担が大きいのは，**認知症にともなう行動・心理症状**（behavioral and psychological symptoms of dementia；BPSD）でしょう．BPSD，具体的には心理症状として，「妄想」「誤認」「幻覚」「うつ」「アパシー」「不眠」「不安」，行動障害として，「徘徊」「介護への抵抗」「仮性作業」「夕暮れ症候群」などがあげられます．これらは糖尿病の治療にも影響を及

ぼすため，これらに対して適切に対処することが必要です．ズバリ提言します．

認知症の治療は「薬 1.5 割，ケア 8.5 割」です．

タカセはこのように考えています．実際，家族や介護者のケアが変わることで，BPSD の出現が抑えられることはよくあります．つまり，家族へのサポートも重要な要素の 1 つなのです．そのためには，地域包括支援センターとの連携，介護サービスの利用など，本人や家族のストレスを減らす環境整備をすることが認知症治療の第一歩といえます．

薬物療法においては，中核症状の治療に抗認知症薬が使われますが，BPSD を和らげる場合もあります．BPSD の治療には向精神薬が使われますが，抗不安薬（緩和精神安定剤）は，①依存性があること，②筋弛緩作用によって転倒リスクが上がること，③せん妄を誘発する可能性があることから，基本的には使用しません．なので，タカセの場合は，緩和精神安定剤以外の睡眠導入剤であるロゼレム®やベルソムラ®，抗うつ薬のデジレル®やテトラミド®をごく少量（常用量の1/4程度）から使い，症状をみて調整します．非定型抗精神病薬のうち，**MARTA（多元受容体標的化抗精神病薬）に分類されるクエチアピンやオランザピンは高血糖をきたすため，糖尿病がある場合には使いません**（16 章，表 2 参照）．

Point 1
BPSD の薬物療法
▷ 抗不安薬は，「依存性」「転倒リスク」「せん妄」の 3 つのリスクから基本使用しない
▷ 高血糖をきたす MARTA は糖尿病患者には使用しない

最後に参考として，BPSD 治療アルゴリズムを紹介して（図 2）[6]，本章を終わりにしたいと思います．

［髙瀬 義昌］

BPSD治療アルゴリズム

非薬物的介入を最優先する

↓ 出現時間，誘因，環境要因などの特徴を探り，家族や介護スタッフとその改善を探る．デイサービスなどの導入も検討する

確認要件

- [ ] 他に身体的原因はない
- [ ] 他の薬物の作用と関係ない
- [ ] 服薬遵守に問題ない
- [ ] ご家族等との間で，適応外使用に関するインフォームドコンセントが得られている

＜抗認知症薬を含め保険適応外使用が多いので，次ページ以降の各薬剤の解説を参照すること＞

幻覚，妄想 焦燥，攻撃性	抑うつ症状 アパシー(無為)	不安，緊張 易刺激性	睡眠障害	過食，異食，徘徊 介護への抵抗
メマンチンの使用をまず検討する．コリン分解酵素阻害薬も検討可能だが，逆に増幅させることもあるので注意が必要である．レビー小体型認知症ではコリン分解酵素阻害薬を使用する．これらにより改善しない場合は抗精神病薬，抑肝散*，バルプロ酸**の使用を検討する．	コリン分解酵素阻害を用い，改善しない場合抗うつ薬の使用を検討する．	抗精神病薬，抗不安薬，抗うつ薬の有効性が示唆されているが，抗不安薬は中等度以上の認知症では使用しない．	睡眠覚醒リズムの確立のための環境調整を行ったうえで，病態に応じて睡眠導入薬/抗うつ薬/抗精神病薬の使用を検討する．	向精神薬の有効性を示唆するエビデンスはない．

↓

低用量で開始し，症状をみながら漸増する

- どの薬剤でも添付文書の最高用量を超えないこと
- 薬物相互作用に注意すること
- 用量の設定では，年齢，体重，肝・腎，脳機能などの身体的状況を勘案すること

↓

日常生活のチェック

- [ ] 日中の過ごし方の変化
- [ ] 昼間の覚醒度の変化，眠気の有無
- [ ] 夜間の睡眠状態(就眠時間，起床時間，夜間の徘徊回数など)の変化
- [ ] 服薬状況(介護者/家族がどの程度服薬を確認しているかなど)の確認
- [ ] 特に制限を必要としない限り水分の摂取状況
- [ ] 食事の摂取状況
- [ ] パーキンソン症状の有無(振戦，筋強剛，寡動，小刻み歩行，前傾姿勢，仮面様顔貌など)
- [ ] 転倒傾向の有無

↓

薬物療法のリスク・ベネフィットを常に考慮する
QOLの確保に逆効果であると判断すれば減量・中止を行う

*抑肝散(漢方薬) プラセボ対照比較試験では有意差は得られなかったが，興奮性症状に有効との報告もある．錐体外路症状等の副作用がないが，低カリウム血症に要注意

**バルプロ酸(抗てんかん薬) プラセボ対照比較試験では有意差は得られなかったが，興奮性症状に有効との報告がある

これらの薬剤は，抗精神病薬の前に検討することも可能．とくに高齢者の場合は副作用の観点から推奨する

図2 BPSDの治療アルゴリズム[文献6)より]

●引用文献

1) 二宮利治, 清原　裕, 他：日本における認知症の高齢者人口の将来推計に関する研究. 平成 26 年度厚生労働科学研究費補助金特別研究事業.
2) Cheng G, Huang C, et al：Diabetes as a risk factor for dementia and mild cognitive impairment：a meta-analysis of longitudinal studies. Intern Med J. 2012 May；42（5）：484-91.
3) T. Ohara, Y. Doi, et al：Glucose tolerance status and risk of dementia in the community：The Hisayama Study. Neurology. 2011 Sep 20；77（12）：1126-34.
4) https://www.neurology-jp.org/guidelinem/degl/degl_2017_01.pdf.
5) Fukazawa R, Hanyu H, et al：Subgroups of Alzheimer's disease associated with diabetes mellitus based on brain imaging. Dement Geriatr Cogn Disord. 2013；35（5-6）：280-90.
6) 認知症に対するかかりつけ医の向精神薬使用の適正化に関する調査研究班作成：かかりつけ医のための BPSD に対応する向精神薬使用ガイドライン（第 2 版）(https://www.neurology-jp.org/news/pdf/news_20160420_01_01.pdf).

14 高齢者糖尿病の在宅ケア

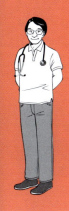

ここが大事！在宅ケアの real point

1. 2025年問題で，在宅医療は重要なミッションを担う
2. 在宅医療では厳重な血糖管理は不要！
   生活の傾向（くせ）をみつけ，生きる意欲を奪わない工夫を
3. 薬物療法のキモは「服薬アドヒアランス」「介護者の負担軽減」「有害事象回避」
4. 地域包括ケアにおけるチーム・モニタリングが大切

1. 2025年問題で，在宅医療は重要なミッションを担う

「在宅医療」とは，広義には病院外で行う医療全般のことを指しますが，狭義には，医師のほか，歯科医，訪問看護師，薬剤師や理学療法士（リハビリ）などの医療関係者が，通院困難な患者宅を定期的に訪問して行う「計画的・継続的な医学管理，経過診療」を指します．2025年にはいわゆる団塊の世代すべてが75歳となり，後期高齢者の数が2,200万人を超えるという推測があります．2,200万人とは，じつに国民の5人に1人という計算となります．

急速に進むわが国の超高齢化に対する手立てとして，厚生労働省は「地域包括ケア」システムの構築を推し進めています．「地域包括ケア」とは，必要な医療，看護，介護サービスが適切なタイミングで包括的に提供されるよう，それらのサービスをシステムとして構築し，可能な限り住み慣れた地域で自分らしい暮らしを人生の最期まで続けることができるような，地域の包括的な支援・サービス提供体制を指します．団塊の世代が75歳以上となる2025年を目途に実現が求められており，そのなかで，**在宅医療は重要な役割を担う**ことが期待されています．

高齢化にともなって増大し続ける「医療費拡大」の解決策の1つとして，また超高齢社会の次に訪れる多死社会で発生する「看取り場所不足」解消のためにも，在宅医療は推進されています（図1，図2）．社会医療診療行為別統計（厚生労働省）[1]によると，2015年時点で訪問診療を受ける患者は約70万人です．2013年に134.7万床ある病床数は，なんら手立てを講じないままに高齢化を織り込むと，2025年には152万床が必要となる計算で，厚生労働省は，それを115〜119万床まで絞込み，その差分である

30万人を在宅や高齢者施設に移行する

方針を打ち出しています．こうしたことから，今後も在宅医療の利用者が増加することは間違いないでしょう．

　医師が定期的に（一般的には月に1回から2回）患者宅や施設に訪問し，総合的な健康管理を行う「訪問診療」は，患者が「通院困難であること」が前提となります．通院困難とは，独歩で家族等の助けを借りなければ通院できない場合を指します．ADLの著しい低下がなくとも，例えば，認知症によってひとりで公共交通機関に乗ることができない，支払いができない，といった場合も含まれます．
　まずは，今後直面する，（いいえ，）すでに直面している超高齢化の波と，それを支える在宅医療の至上命題を理解ください．そのうえに，在宅医療における高齢者糖尿病のアプローチがあるわけです．

Point 1　在宅医療の3つの役割
▷「地域包括ケアシステム」の担い手として
▷「医療費拡大」解決策の担い手として
▷「看取り場所不足」解消の担い手として

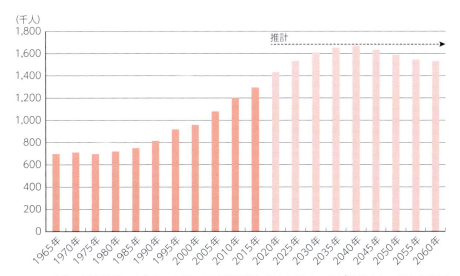

図1 死亡数の将来推計．今後も，年間の死亡数は増加傾向を示すことが予想され，最も年間死亡数の多い 2040 年と 2015 年では約 36 万人/年の差が推計されている

出典：2015 年以前は厚生労働省「人口動態統計」による出生数及び死亡数（いずれも日本人）
2020 年以降は国立社会保障・人口問題研究所「日本の将来推計人口（平成 24 年 1 月推計）」の出生中位・死亡中位仮定による推計結果

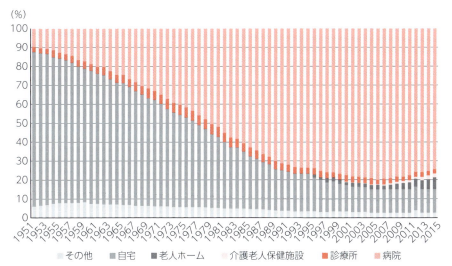

図2 死亡の場所別にみた年次別死亡数百分率．これまで，自宅等における死亡が減少し，医療機関における死亡が増加する傾向にあった．近年，医療機関以外の場所における死亡が微増する傾向にある

出典：平成 27 年人口動態調査

2. 在宅医療では厳重な血糖管理は不要！ 生活の傾向（くせ）をみつけ，生きる意欲を奪わない工夫を

では，タカセが考える在宅医療における高齢者糖尿病患者への「基本的な治療の考え方」について述べます．まず，**在宅訪問診療を受ける患者は，統計上75歳以上の後期高齢者が9割を占めており**，寝たきりもしくは多疾病を併存している患者がほとんどです．「妊娠していない成人2型糖尿病患者を対象とした，薬物治療時の血糖コントロール目標に関する4つのACPガイダンス・ステートメント（ACP：米国内科学会）」[2]においても，「高齢（80歳以上），介護施設居住，慢性疾患の合併（認知症，癌，末期腎疾患，重度の慢性閉塞性肺疾患・心不全など）で余命が10年未満と予測される患者では，害が利益を上回るため，臨床医はHbA1cの目標値を設けず，高血糖にともなう症状を最小限にするよう治療すべき」といった指針が示されています（**4章，Point 1 参照**）．

血糖の厳密過多な管理は，ときとして本人・家族のQOL・QOD（quality of death，死の質）を著しく低下させることに考慮し，血糖コントロールだけに一喜一憂することなく，総合的な医学管理の一部としての糖尿病管理という視点が重要です．そして高齢になればなるほどこの傾向は強まります．

もう1点，在宅医療を必要とする高齢者の多くは，運動療法は望めず，食事療法と薬物治療が中心となります．しかし食事療法1つとっても，施設や介護力のある家族によって適切なケアが受けられる場合ならばいいのですが，現実的には独居やケアする家族も同じく高齢であって（つまり患者本人およびケアする側の家族の理解力・認知機能の低下などもあり）カロリー計算自体がムリ…という場合が多くあります．食事は生活のなかにおける大きな楽しみであり，生きる意欲につながることも理解し，本人の喜びを奪わない工夫が必要です．

在宅医療では患者が実際に生活している療養現場に訪問することから，通常の食事以外に糖質を多く含んだ飲料や大量の菓子の摂取など，見落としがちな生活の傾向（くせ）をみつけることもあります．それぞれの生活スタイルに沿った提案ができるのは，在宅医療のメリットともいえます．

一方，かつては摂取エネルギー量が過多であった患者も，他の疾病の影響や嚥下機

能の低下，高齢にともなう基礎代謝の低下によって食事量が減ったり，体組成の変化によって脱水や低栄養を起こしやすくなります．むしろ，カロリー制限に目を向けすぎて，

摂取エネルギー不足とならないよう指導しましょう．

また，ビタミン，ミネラルについても十分に摂取するよう指導し，必要に応じてサプリメントを活用します．

3. 薬物療法のキモは「服薬アドヒアランス」「介護者の負担軽減」「有害事象回避」

次に「在宅における薬物療法」です（まずは「理論編」から）．在宅療養現場での糖尿病のコントロールは困難を極めることがしばしばですが，最も重要なことは，

軽症も含めて，低血糖を避ける

ことです．そのうえで高血糖を可能な範囲で是正していきます．ここがポイントです．なぜなら重症低血糖は意識障害を起こすだけでなく，認知機能低下や転倒のリスクにもなります．厳格な血糖コントロールを行わず，身体状態や他疾患，認知機能，栄養状態や併用薬剤，居住環境や経済状態，家族や介護者の負担のバランスをみながら，負担の大きい治療は避けることが基本です．

また，「服薬アドヒアランスの維持」と「介護者の負担軽減」のため，まずは，できる限り治療を単純化し，服用回数は可能な限り減らす，一包化するといった服薬しやすい工夫をします．訪問診療を開始する時点では，複数の医療機関や診療科に通院し，必ずしも適正とはいえない多種類・大量の薬物を飲んでいたり，飲みきれずに家庭内に大量の残薬があるといったことにもたびたび遭遇します．実際問題として，高齢になると「胃酸の分泌が減る」「消化管の働きが悪くなる」などの理由により，薬の吸収が遅れたり，低下することがあります．

さらには，筋肉量が低下すること（サルコペニア）にともなって体内の水分量が減

少したり，体脂肪が増加することにより，「薬の体内分布が適切に行われない」ことがあります．また，肝臓の血流量や腎機能が低下して代謝や排泄に時間がかかり，「薬剤の血液中の濃度が上昇する」「体内の蓄積量が増加する」といった事態を引き起こします．

こういった事情から通常成人の用法用量を守っていても，高齢者は有害事象が発生しやすいのです．そのうえに，さらに多剤併用が重なると，有害事象リスクが上がることは容易に想像できるでしょう．また，複雑・多量な処方は飲み忘れや二重内服などの誤薬リスクも上がります．

5剤以上で転倒リスクが上がり，
6剤以上で薬物有害事象の頻度が上がる（表1）[3]

という報告もあります[4]．これを1つの目安と考えましょう．

有害事象を避ける服薬上のチェックポイント
▷ 重症低血糖による意識障害や認知機能，転倒リスクを避けるため，厳格な血糖管理はしない
▷ 服薬遵守や介護者負担軽減のため，服用方法を単純化する
▷ 高齢者では「胃酸分泌減少」「消化管機能悪化」から，薬の吸収の遅延や低下が起こる
▷ サルコペニアによる「体内水分量低下」「体脂肪増加」のため，薬の分布が適切に行われない
▷ 肝臓の血流量低下や腎機能低下により代謝や排泄に時間がかかり，薬剤の血液中濃度の上昇，体内の蓄積増加を引き起こす

表1 薬剤起因性老年症候群と主な原因薬剤［文献3）より］

症候	薬剤
ふらつき・転倒	降圧薬（中枢性降圧薬，α遮断薬，β遮断薬），睡眠薬，抗不安薬，抗うつ薬，てんかん治療薬，抗精神病薬（フェノチアジン系），パーキンソン病治療薬（抗コリン薬），抗ヒスタミン薬（H_2受容体拮抗薬を含む），メマンチン
記憶障害	降圧薬（中枢性降圧薬，α遮断薬，β遮断薬），睡眠薬・抗不安薬（ベンゾジアゼピン），抗うつ薬（三環系），てんかん治療薬，抗精神病薬（フェノチアジン系），パーキンソン病治療薬，抗ヒスタミン薬（H_2受容体拮抗薬を含む）
せん妄	パーキンソン病治療薬，睡眠薬，抗不安薬，抗うつ薬（三環系），抗ヒスタミン薬（H_2受容体拮抗薬を含む），降圧薬（中枢性降圧薬，β遮断薬），ジギタリス，抗不整脈薬（リドカイン，メキシレチン），気管支拡張薬（テオフィリン，ネオフィリン），副腎皮質ステロイド
抑うつ	中枢性降圧薬，β遮断薬，抗ヒスタミン薬（H_2受容体拮抗薬を含む），抗精神病薬，抗甲状腺薬，副腎皮質ステロイド
食欲低下	非ステロイド性抗炎症薬（NSAIDs），アスピリン，緩下剤，抗不安薬，抗精神病薬，パーキンソン病治療薬（抗コリン薬），選択的セロトニン再取り込み阻害薬（SSRI），コリンエステラーゼ阻害薬，ビスホスホネート，ビグアナイド
便秘	睡眠薬・抗不安薬（ベンゾジアゼピン），抗うつ薬（三環系），過活動膀胱治療薬（ムスカリン受容体拮抗薬），腸管鎮痙薬（アトロピン，ブチルスコポラミン），抗ヒスタミン薬（H_2受容体拮抗薬を含む），α-グルコシダーゼ阻害薬，抗精神病薬（フェノチアジン系），パーキンソン病治療薬（抗コリン薬）
排尿障害・尿失禁	抗うつ薬（三環系），過活動膀胱治療薬（ムスカリン受容体拮抗薬），腸管鎮痙薬（アトロピン，ブチルスコポラミン），抗ヒスタミン薬（H_2受容体拮抗薬を含む），睡眠薬・抗不安薬（ベンゾジアゼピン），抗精神病薬（フェノチアジン系），トリヘキシフェニジル，α遮断薬，利尿薬

　それでは「実践編」です．糖尿病の治療は，基本的には，低血糖のリスクが小さく，かつ服用回数が少ない週1回のDPP-4阻害薬，もしくは週1回のGLP-1受容体作動薬をベースにします．

　インスリン治療は低血糖のリスクがあり，多くの場合は認知機能および視力や握力などの身体機能の低下があって，患者本人による自己注射は不可能であるため，できるかぎり使わないことが原則です．しかし，在宅医療の介入となる段階の糖尿病患者は，すでに罹患期間が長期にわたっており，インスリン分泌能が低下あるいは枯渇していることも少なくありません．また，腎機能が低下して，使用できる経口薬に限りがあるといった背景により，インスリン導入を検討せざるを得ないこともあります．訪問看護師によって実施する方法もありますが，介護保険の認定を受けている場合には限度額の関係から訪問看護は週1～2回程度しか利用できません．家族による支援

と組み合わせたうえで作用持続時間の長いものを活用するなどの工夫をし，実施可能であることを確認してから導入する必要があります．

著しい高血糖の場合は，糖毒性をとるため強化インスリン療法が必要となりますが，在宅での実施が難しいと想定される場合には，一時的に入院加療を行います．糖毒性をとることによって，再び経口薬に変更したり，インスリンの投与回数を減らす，もしくは週1回のGLP-1受容体作動薬に変更できる場合もあります．

病院から在宅に移行する際には，病院の医師と在宅医が十分な連携をとり，患者の生活環境に合わせて実施できる治療に変更することが，その後治療を継続するために重要です．

○症例1．68歳，女性

2型糖尿病，アルツハイマー型認知症，非弁膜症性心房細動，心不全，高血圧症，甲状腺機能亢進症，陳旧性脳梗塞

糖尿病の発症時期は不明．心房細動で救急搬送され，入院中にインスリン治療を開始し，退院を機に訪問診療を開始．立ち上がりや歩行には介助が必要．日中は独居．近隣に住む妹が夜間から朝まで訪問して介護をしていたが，介護者の負担も大きく，注射も服薬アドヒアランスも低下，HbA1cが2カ月間で8.6%→16%まで上昇したため，入院して強化インスリン療法を実施し，その後，3週間ほどかけてインスリンを漸減していった．インスリン注射は介護者である妹が実施できる1日1回まで減らし，在宅での治療継続が可能と判断された段階で退院．

○処方薬
■当　初
- ジャヌビア錠®25 mg　　　　2錠　朝
- メトグルコ錠®250 mg　　　　2錠　朝夕
- インスリングラルギン®　　　4単位　朝
- メルカゾール錠®5 mg　　　　4錠　朝夕
- インデラル錠®10 mg　　　　2錠　朝夕

- エリキュース錠®2.5 mg　　　1錠　朝
- アムロジピン錠®2.5 mg　　　1錠　朝

■入院中
- メトグルコ錠®250 mg　　　4錠　朝夕
- グラクティブ錠®50 mg　　　1錠　朝
- スピロノラクトン錠®25 mg　1錠　朝
- エリキュース錠®2.5 mg　　　1錠　朝
- アムロジピン錠®2.5 mg　　　1錠　朝
- インデラル錠®　　　　　　　2錠　朝夕
- ノボラピッド®　　　　　　　（20-4-8 単位）
- トレシーバ®　　　　　　　　22単位　夕

■退院時
- メトグルコ錠®250 mg　　　6錠　朝夕
- トラゼンタ錠®5 mg　　　　1錠　朝
- スピロノラクトン錠®25 mg　1錠　朝
- バルサルタン錠®40 mg　　　2錠　朝
- イグザレルト錠®10 mg　　　1.5錠　朝
- メルカゾール錠®5 mg　　　　1錠　朝夕
- ライゾデグ®　　　　　　　（12-0-0-0）

4. 地域包括ケアにおけるチーム・モニタリングが大切

　「在宅医療」は，病院やクリニックといった施設のなかで行う医療と異なり，地域の患者宅という多様な環境のなかで行う医療であり，「外来」「入院」と並んで日本の3つ目の柱になりつつあります．患者ごとに違うメンバーによるチームを構成して行う在宅医療における糖尿病治療の成否は，患者や家族，医療者，介護スタッフの各メンバーが治療方針や目標に対して共通理解をし，同じ認識をもって取り組むことができるか否かにかかっています．

在宅医療の本質は,

**病院医療の代替というだけではなく,
医療よりも生活を重視するという視点をもとにした,
医療の原点に回帰するものでもあり,
患者を中心にした新しい医療の形**

ともいえるでしょう.あるべき治療を押しつけるのではなく,それぞれの生活スタイルに沿った提案をしながら,徐々に本人や家族の「行動変容」を促していくことも,在宅医の醍醐味の1つです.

○症例2. 81歳, 男性

2型糖尿病,アルツハイマー型認知症,慢性腎不全,高尿酸血症

43歳で糖尿病発症,71歳よりインスリン導入.認知機能低下によりインスリン注射は妻が実施.アルツハイマー型認知症により長時間の外来通院が困難となり,訪問診療を開始した.訪問時,自宅内に上白糖が大量にあり,妻に聞くと,自ら買い込んで紅茶に大量に入れて飲んでいるという.上白糖を人工甘味料に変えるよう指導し,まずは妻が自宅内のシュガーポット内の上白糖を人工甘味料に差し替えた.その後本人が通う商店に妻が出向き,上白糖を購入しにきた場合は人工甘味料を販売するよう協力を仰いだ.初診時8.3%あったHbA1cは6.7%まで低下.インスリン注射中止に向け,地域を巻き込んだケアを継続中である.

○処方薬
■当　初(インスリン注射を1日2回)
・ボグリボースOD錠®0.2 mg 　　2錠　朝夕
・ノボラピッド30ミックス注® 　1日2回(朝8・夕8)
・アリセプト錠®5 mg 　　　　　1錠　朝

・フェブリク錠®10 mg	1錠	朝
・メマリー錠®10 mg	1錠	夕
・ネシーナ錠®6.25 mg	1錠	朝

■現　在（インスリン注射を2日に1回）

・アリセプト錠®5 mg	1錠	×1（朝）
・マリゼブ錠®25 mg	1錠	×1（週1回）
・フェブリク錠®10 mg	1錠	×1（朝）
・トレシーバ®8単位		（月，水，金）

［髙瀬　義昌］

● 引用文献

1) https://www.mhlw.go.jp/toukei/list/26-19c.html.
2) Qaseem A, Wilt TJ, et al Clinical Guidelines Committee of the American College of Physicians : Hemoglobin A1c Targets for Glycemic Control With Pharmacologic Therapy for Nonpregnant Adults With Type 2 Diabetes Mellitus: A Guidance Statement Update From the American College of Physicians. Ann Intern Med. 2018 Apr 17; 168（8）: 569-76.
3) 厚生労働省：高齢者の医薬品適正使用の指針案（総論編）（https://www.mhlw.go.jp/file/05-Shingikai-11121000-Iyakushokuhinkyoku-Soumuka/0000194792.pdf）.
4) Kojima T, Akishita M, et al: High risk of adverse drug reactions in elderly patients taking six or more drugs: analysis of inpatient database. Geriatr Gerontol Int. 2012 Oct; 12（4）: 761-2.

高齢者のための糖尿病診療

第 3 部

座談会

15 座談会（臨床編）

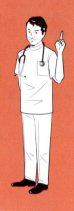

ここが大事！ 糖尿病臨床の real point

1. JDS は糖尿病薬使用に関する明確な指針を打ち出すべき
2. 薬物療法＋生活療法がよいアウトカムのコツ
3. 「何が人を変えるのか…？」のまなざしを養う
4. 昔は HbA1c 6.5% 以下，今は「なるべく低血糖を起こさない」
5. 私はこう考える．HbA1c 値の目安

　第3部は，本書のフィナーレともいうべき座談会です．著者に集まってもらい，「高齢者と糖尿病」「ガイドライン」「HbA1c 値」「新薬」などなど，さまざまな切り口から語っていただいた．（臨床編）と（制度編）に分けて紹介します．

1. JDS は糖尿病薬使用に関する明確な指針を打ち出すべき

岩田　『高齢者のための』シリーズは，高齢者ならではの特殊性と普遍性の両方を踏まえながら，超高齢社会の臨床指南書という位置づけで，『感染症診療編』『漢方診療編』というテーマでやってきて，今回は『糖尿病診療編』となりました．『漢方診療編』は先日韓国語版もリリースされました．私はいろんな意味で，糖尿病診療の外野の人間でして，今日は狂言回し（笑）という立ち位置で，司会を担当させていただきます．

　まず，僕の糖尿病とのかかわりですが，研修医のときは沖縄県立中部病院で1年ほど糖尿病に携わりました．中部病院はどちらかというと救急病院でして，糖尿病患者は合併症を発症した人ばかりで，心筋梗塞や DKA（糖尿病ケトアシドーシス）を外来で経験したのですが，じつはそのときはどのように診療すればいいのかよくわからなくて，その後アメリカへ内科研修に行きました．

アメリカでは外来教育が充実していて，1人ひとりの患者ごとにスーパーバイザーが細かく教えてくれて，糖尿病の外来診療の手ほどきはそのとき受けました．general medicineの外来はタイプ2の患者がほとんどでしたが，インスリン注射をしている患者も結構多くて，そのほか「足の感覚神経のチェック」「腎臓のチェック」「眼科のフォロー」の仕方とかを学びましたね．ある意味，日本の糖尿病診療の流派を知らずに米国流を学んできたので，その意味でも外野かなと思うのです．
　では早速ですが，日本の糖尿病診療の概観からお聞かせいただけますか？

岩岡　まず糖尿病についてはガイドラインの話からしなければなりません．ADA（米国糖尿病協会）は1年に1回，EASD（欧州糖尿病学会）との合同では3年に1回診療ガイドラインを改訂しています．糖尿病薬の使い方は，2型糖尿病でいえば，**(禁忌でなければ)「メトホルミンが第一選択」** が当たり前となっており，**「第二選択が，GLP-1受容体作動薬，SGLT2阻害薬，DPP-4阻害薬，チアゾリジン薬」** となっていて，三剤併用してもダメならばインスリンという指針をきちんと出しています．一方，日本糖尿病学会（JDS）は一切そうした指針を出さずに，「全部で7系統の糖尿病薬を病態に応じて使い分ける」というスタンスでして，いかにもそれは，

インスリン抵抗性があればこっち，インスリン分泌障害があればこっち

という考え方なんですね．ですが，非専門の先生方はそれでは「どうやって，どの糖尿病薬を使い分ければいいのかわからない」わけです．で，結局わからないから，みんな好き勝手にやってしまっている．いまだにオイグルコン®2.5 mgを使ったり（**8章**参照），アマリールを使ったり（**4章**参照），基本的な使い方を学会が示していないのが1つの問題です．それから保険適用上，オイグルコンは薬事承認されているわけですが，本来ならば不用な薬として，保険適用も変えなければいけない．学会はそうした点についてもメッセージを発信しなければいけないと思います．
　要は，「SU薬はなるべく使わない」「第一選択は，低血糖を起こさない薬，体重を増やさない薬」ということで，メトホルミンはエビデンスもあるし，薬価も安いし，「これは使えますよ」とパブリックに発信すればいいのです．

岩田　それは抗菌薬の世界と一緒ですね．

2. 薬物療法＋生活療法がよいアウトカムのコツ

栗林 今薬物療法の話をされましたが，糖尿病治療のもう半分は生活療法だと思っています．つまり，食事や運動などの教育面の話です．今は開業医ですが，約25年前までは病院勤務医で，その頃は教育入院が全盛でした．当然，「きちんとした指導は入院させないとムリで，開業医は食事療法もしないで薬ばかりだして，何ていい加減か」と思っていたのです．ところが実際に自分が開業する羽目になると，途端に手足をもがれた感じになって，何をしたらよいのか悩みました．いろいろと模索しているうちに，

食事療法をとりいれると，かなりうまくいく

ということがわかったのです．最初は栄養士なら誰でもいいだろうということで，新人にやってもらったのですがダメで，次に患者の聞き手役になる優しい栄養士に来てもらったのですが効果が不十分でした．最後に，患者の生活状況を聞き出したうえでやる気を引き出し，実践できるまで相談をくり返す栄養士のやり方が効果的なことがわかりました．食事療法が実践されれば，糖尿病治療は八割方成功したと考えています．食事を中心とした生活療法をいかに身につけてもらうかがとても大事で，それがないと薬物療法をしてもよいアウトカムは得られないと考えています．

岩田 現在の糖尿病診療において教育入院は，どのような立ち位置にあるのですか？

栗林 当院からは超高齢者でインスリン注射をするとか，多疾患を合併していて入院加療するしかない人に限られています．認知症の高齢者でインスリンの打ち方をいくら教えても覚えてくれない方も最近では多く，そういった方には教育入院をしてもらっています．先日も岩岡先生の勤務されている船橋市立医療センターに数人紹介しました．

岩岡 当センターでも教育入院病床が1週間コースで4床用意していますけど，インスリン指導，DKA，

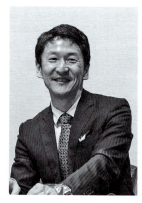

岩田健太郎 医師

高血糖の患者などが多いです．でも1週間も入院できない方もいますので，金土日の二泊三日とか，教育入院はどんどん減っています．アメリカやイギリスでは教育

入院自体がないそうで，これは日本のやり方のようです．

岩田 お金の問題も多分にあるのだと思いますが，アメリカではありませんでしたね．糖尿病の場合は，患者の性格（キャラ）の問題もあって，性格は入院しても変わらないんです．

岩岡 指導は外来のセッティングでしっかりやらないといけませんね．食事も入院中は1,600カロリーで管理しても退院すると戻ってしまう．

栗林 食事時間も入院生活と実生活とでは全く異なりますからね．

3.「何が人を変えるのか…?」のまなざしを養う

岩田 髙瀬先生は在宅での取り組みをなさっているのですね．

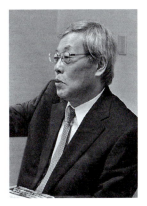

岩岡 秀明 医師

髙瀬 私の場合は少し変わった経歴でして，麻酔科，小児科を経て，包括的な医療と日本風の家庭医学・家族療法を模索し，2004年に在宅医療を中心とするクリニックを開業し，現在は約400人の患者をみています．街場の医者として，糖尿病診療で大事なことは『地域で取り組む「ケアと薬の最適化」』だと考えています．高齢者においては，特に①感染症と②糖尿病の関連が重要でして，そこに③認知症の問題が加わり，より対応が複雑になります．先程，認知症患者のインスリンコントロールの問題の話がありましたが，大病院で指導を受けても在宅医療の現場ではうまく打てずに高血糖を起こしたり，あるいは打ち過ぎて低血糖を起こしたりして入院をくり返すといった状況があります．

このような状況で，私が掲げる在宅医療のテーマは「simple is best」です．別の言葉でいうと「ムダ・ムリ・ムラをなくす」です．在宅医療の現場では，糖尿病のコントロールと認知症へのアプローチは同時進行で考えなければならず，サポート体制をどう組み立てるかが重要です．しかし，患者をサポートするキーパーソンであるご家族が認知症であったり，お子さんが精神疾患を抱えておられたりと，いわゆる「8050問題」（注釈：例えば，引きこもりの若者と親が高齢となり，収入や介護に関する問題が発生する状況のこと．80代の親と50代の子の親子関係の問題からそう呼ばれる）のような現場もあり，それらを丸ごとみていかなければならな

い，これが実情です．

栗林 糖尿病ケアにおいてご家族の役割は重要です．そこがうまくいかないとどんどんおかしくなっていきますよね．お子さんも家にいないとか，あるいは夜遅く帰ってくるとか．お子さんのうつの問題だとかさまざまです．

髙瀬 そういった患者の背景までは外来診療だけでは十分みきれないところがあって，外来のドクターと在宅医がコラボしたきめの細かいアプローチが必要になってきます．それと，地域を巻き込んだ取り組みをしっかり行うと改善することもあります．本書でも紹介したのですが（**14章**），紅茶に上白糖

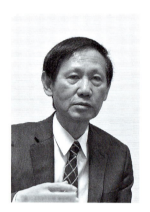

栗林 伸一 医師

を7杯も入れている患者がいて，奥様に頼んでこの患者が買い出しに行きそうなお店に上白糖を人工甘味料に差し替えてもらうようお願いしたのですが，それだけでインスリン注射の投与量を半分に減らすことができました．これは医学とはいえないかもしれませんが，そうした試みによって，押しつけではなく患者の行動変容を行えたのです．医療以外の配慮の部分で，糖尿病に対するアプローチはまだまだできることがあるのではないかと思った次第です．

岩田 地域医療というと，ともすると僻地みたいな印象があるのですが，コミュニティとしてとらえるべきなのでしょうね．今のお話は，いかにも在宅診療の醍醐味ですね．糖尿病は数ある医療のなかでも，特に「生活」という要素がアウトプットにもろに反映されるというか，HbA1cが上がってもそれは結局患者の生活の反映であって，メディカルな介入ではなかなか下がらないところがあります．

僕が学生の頃，USMLE（アメリカ医師国家試験）のステップ1（基礎医学）を受けたとき，**行動科学（behavioral science）**が必須科目になっていて，当時は誰も教えてくれなかったので独学で苦戦したのを思い出しました．教育入院もそうですが「行動変容」，つまり「人間がどうやったら変わるのか…？」というサイエンスが日本の場合はほとんどなくて，どちらかというと根性論だとか，努力論の世界ばかりです．

髙瀬 『巨人の星』的な価値観ですね．

岩田 「何が人を変えるのか…？」に対するまなざしが，昔も今も足りないように思います．先ほど「ムダ・ムリ・ムラをなくす」という話がありました．「ムダ・ム

リ」をなくすというのは何となくイメージできるのですが,「ムラをなくす」とはどのようなことでしょうか?

髙瀬　ムラとはムダとムリを行ったり来たりする不安定な状況が継続している状況を指します．在宅療養を長く継続するには，日頃からできるだけ患者の状況，家庭の環境も含めて，

在宅療養空間の安定性を心がける

ことが必要です．そうすることで，ムダな救急車出動も減らすことができます．逆に，そこがゆき届いていないと，身体的安定性だけでなく精神的安定性も乱れてしまい，ムラからムダが生じるのです．

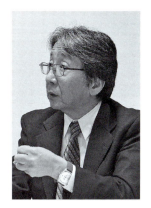

髙瀬 義昌 医師

岩田　そのムラには，急性増悪みたいなものも含まれますか?

髙瀬　ええ，それに精神的なものも含まれます．在宅医が現場に行くことによって，患者だけでなくケアをする家族にも安心感が生じるのです．すると「今日は病院に行くのは控えましょう」みたいな話ができるようになります．

岩田　認知症の糖尿病患者のケアに対しては，どのような対応をされているのですか?

髙瀬　やはり「目配り・気配り・心配り」ですね．在宅療養空間における潜在的なニーズに対して，常にアンテナを張っておくということでしょうか．例えば，家族の表情や目線，食事がきちんと摂れているのか，それは患者本人だけでなく家族の食事もです．また家族に喫煙者がいると，COPD（慢性閉塞性肺疾患）だけでなく，ASO（下肢閉塞性動脈硬化症）のリスクがあります．薬のアレルギーもあります．家族の既往歴も合せて把握しておくと，家族の体調変化に対応し，大きな問題になる前にトラブルの芽を摘むことが可能となります．介護家族が倒れてしまうと，在宅での療養は続けられず共倒れになります．患者を施設に入居させるなど急いで対応しなければならない問題もでてきます．療養空間を変えることはかなりエネルギーがいりますから，コストパフォーマンス的にも「望んでないところのムダ」が発生してしまいます．抗生物質や糖尿病薬の選択にしても，そうしたまなざしをもって未然にリスクを下げる視点があるとないのとでは，イベントやトラブルが起ったときもその結果は大きく違ってくるわけです．

4. 昔は HbA1c 6.5%以下，今は「なるべく低血糖を起こさない」

岩田　認知症がある方の糖尿病ケアに関するガイドラインはあるのですか？

岩岡　認知症に特化したものはまだないですね．ただ認知症の糖尿病患者は確実に増えており，低血糖を起こすと認知症は進むし，転倒して骨折リスクも高まるわけで，なるべくインスリンもゼロにしたい，というのが現場の本音です．髙瀬先生のいらっしゃる大田区と船橋市立医療センターは距離的に遠いのですが，高血糖の急患を引き受けることもあります．2週間ぐらい入院してもらい，糖毒性をとるため1日4回の強化インスリン療法を行って血糖値を下げてから，地域の一般病棟に移っていただいてインスリンを2回，1回とステップダウンしていき，在宅に戻すということをします．とにかくインスリンの量を少しずつ減らしていく．インスリンでも最も作用時間が長いトレシーバ®だと42時間効くので，月・水・金でも大丈夫です．そしてできれば GLP-1 受容体作動薬に変えていく．認知症の場合はなるべくインスリンを減らし，重症のときは低血糖を回避し，HbA1c の目標も下げすぎないようにします．

岩田　日本のガイドラインでも，高齢者の場合は HbA1c の下限値は高くなっていますね．

岩岡　やっと下限が設定されました．2016年に日本糖尿病学会（JDS）と日本老年医学会（JGS）の合同委員会による**「高齢者糖尿病の血糖コントロール目標（HbA1c 値）」**[1] が発表されました（4章）．

岩田　それは血糖値を下げることが糖尿病診療の目標ではなくて，その先にある合併症のケアが大事だということと，いくつかのスタディにおいて血糖値を下げてもいくつかのアウトカムが改善されなかったという結果から来ているのですね．

岩岡　そうです．2008年の **ACCORD 試験**があって，血糖値をどんどん下げて心血管疾患を減らそうとしたのですが，かえって総死亡が増えてしまったというトライアルの結果が大きかったのです．HbA1c はあまり下げすぎてもいけない．CGM（持続血糖測定モニタリング）の「FreeStyle リブレ Pro®」によって患者のグルコース値を持続的にモニターできるようになり，HbA1c 7.0% ぐらいでもインスリンや SU 薬が入っていると，夜間から早朝に無自覚性低血糖が生じてしまうことがわかったのです．本人がわからないうちに致死的不整脈で総死亡が増えてしまう．HbA1c はあくまでも全体の平均値で，HbA1c だけではリアルな状態がわからない

ため，血糖の流れでみるということになり，「なるべく低血糖を起こさないようにする」というのが，この10年ほどの傾向です．とにかく昔はHbA1c 6.5％以下にしなければいけないと教えられてきましたから，ようやく変わってきたところです．

栗林 昔はその値を競っていたところもありました（笑）．

岩岡 某有名病院では「患者のHbA1cの平均値が7.0％未満を達成している率」をクリニカルインディケーター（臨床目標）の基準にしていました．

髙瀬 アメリカでもHbA1c値で，糖尿病を診る医師の力量が評価された時代があったそうです．

岩岡 日本でもクリニカルインディケーターの指標にしていた大病院があったと聞いています．

栗林 当時はSU剤の時代でした．私はその頃は，平均HbA1cは7.0％ぐらいが適切と思っていたのですが，全国的にみると平均で6.2％ぐらいまで下げる施設があり，達成できない患者は追い出されるように通院できなくなるっていう話も聞きました．

岩田 僕が知っている禁煙クリニックは患者の禁煙率が大変高いのですが，超スパルタ指導でして，達成できない患者は通院できないわけです（笑）．

髙瀬 禁煙・ライザップみたいな話ですね．

栗林 都内の有名病院の近くの開業医から聞いた話ですが，そういうところからドロップアウトしてしまった糖尿病の患者がたくさん来て困るのだそうです．

岩田 その辺は本末転倒で，本来血糖コントロールが苦手な患者ほど優秀なドクターに診ていただくべきですね．

5. 私はこう考える．HbA1c値の目安

岩田 では，リアルワールドにおいて「血糖コントロールをどこまでとすべきなのか…？」，これはどの先生もとても悩まれていると思います．14章でも髙瀬先生は，在宅患者は75歳以上の後期高齢者が9割を占め，寝たきりもしくは多疾病を併存しているといった状態がほとんどのため，ACP（米国内科学会）のガイドラインステートメントも含め，在宅のセッティングでは「血糖の厳密過多な管理は，ときとして本人・家族のQOL・QOD（quality of death）を著しく低下させることに考慮し，血糖コントロールだけに一喜一憂せず」と言及されています．

栗林 「高齢者糖尿病の血糖コントロール目標」に沿って血糖管理を行っていますが，下限値を下回っている患者もいて，そういった場合は「低血糖発作を起こして

いないか…？」を確認する必要があります．

岩田 低血糖発作を起こさないとなると，HbA1c 8.5％くらいでしょうか….

栗林 人それぞれです．それまで別の目標値があって，「ガイドラインが出たから目標値を高くしましょう」となると，

患者として見捨てられたような気持ちになる

のです．一方，HbA1c 9％か，10％とか，あまり血糖値が高くなってしまうと，「HHS（高浸透圧高血糖症候群）」と「急性感染症」という2つの問題が生じます．それと血糖値が上がっていくと，食欲が増してきて抑えにくくなります．また，高血糖で膵β細胞機能自体がどんどんやられてしまうので，HbA1cを高めにしておけばよいということでなく，あと5年は余命を伸ばしたいと思うのならば，多少は下げる方向に修正しなければなりません．結局，ケース・バイ・ケースで，患者の希望・余命・サポート体制などをご家族と一緒に考える姿勢が必要です．

岩田 「ゆるい血糖管理でいいよ」といわれると，患者が見捨てられた感を抱くというのは，ちょっと今まで持ったことのない視点ですね．

髙瀬 私も，ケース・バイ・ケースだと思いますね．それと岩岡先生のいわれる「年齢÷10」を参考にしています．

岩岡 私もある程度は個別にみていますね．HbA1cの下限を低く設定しすぎないことが大切で，年齢によっても異なります．具体的には7.0％以上にはしておきたいですね．ACPが「高齢（80歳以上）で推定余命が10年未満と予測される患者では，害が利益を上回るため，臨床医はHbA1cの目標値を設けず，高血糖にともなう症状を最小限にするよう治療すべき」[2]（**4章**参照）として，合併症のmorbidity（罹患率）のことを含めて，HbA1cの目標は決めなくていいと発表したのですが，それは「さすがにどうかな…」と思います．やはり9％ぐらいには抑えておきたいです．

岩田 本書でもACPとADAの見解の相違に触れていますが，アメリカも学会によってずいぶん見解が違います．前立腺がんとか乳がんのスクリーニングなどでもかなり意見が分かれますし，エビデンスの捉え方が必ずしも一律ではありません．AHA（アメリカ心臓協会）が出した高血圧のガイドラインに対しても，家庭医の学会が「それはおかしい」と反論していました．エビデンスがあっても，学会によってデータの解釈がさまざまなので….

岩岡 ACPのガイドラインも根拠となった論文が古いものばかりで，新薬のデータが反映されてないと，ADAもすぐさま反論していましたね．それからやはり細小

血管障害の予防・進展防止にはある程度血糖値を下げたほうが抑制されますが，一律に目標値を下げるのはいただけません．患者個別に7〜9%のあいだで考えていくのが妥当でしょう．

栗林 SU剤とかグリニド剤とか，インスリンを使っているかどうかなど，そういう場合の下限設定は医者の裁量と責任だと思います．それでも絶対下げる薬を使うのであれば，患者との調整のうえで，最小限度のインスリンにするとかにしなければなりません．

髙瀬 終末期医療の現場では，よく看取りについてadvance care planningといって，これもACPなんですけど（笑），患者と家族や医療者が終末期の意思決定能力が低下する場合に備えて，予め医療方針を決めておくわけですが，糖尿病患者の現状把握と最終プランについても**advance care planning**が必要と思いますね．タイミング・タイミングで細やかに患者情報を共有していかないと，思わぬところで本人と家族と医療者側でズレが生じ，厄介なことも想定されます．

岩田 ACPとADAの見解の相違ですが，僕がやっている**ジェネシャリスト問題**[1]の話で，スペシャリストとジェネラリストの見解の相違というのがあって，これは目標設定の違いがまず1つあります．また，それぞれの患者さんも違う．糖尿病専門医がみる糖尿病患者とプライマリ・ケア医がみる糖尿病患者はそもそも患者層が異なるわけです．前者は予後が悪くて合併症もある重篤な糖尿病患者，後者は一般外来に来られるような糖尿病患者で，治療方針も目指すべきアウトカムも違うのですね．これは感染症屋がみる感染症の患者とプライマリ・ケア医がみる感染症の患者が違うのと同じ構図です．そうしたバックグランドの相違を共有できていれば，もう少しいい対話ができるのかなと思います．

岩岡 確かにそのとおりですね．

● 引用文献

1) 日本老年医学会・日本糖尿病学会（編・著）：高齢者糖尿病診療ガイドライン2017．南江堂，2017．p46．
2) Qaseem A, Wilt TJ, et al, Clinical Guidelines Committee of the American College of Physicians：Hemoglobin A1c Targets for Glycemic Control With Pharmacologic Therapy for Nonpregnant Adults With Type 2 Diabetes Mellitus: A Guidance Statement Update From the American College of Physicians. Ann Intern Med. 2018 Apr 17；168（8）：569-76．

● 参考文献

1) 岩田健太郎（著）：The GENECIALIST Manifesto ジェネシャリスト宣言．中外医学社，2018．

16 座談会（制度編）

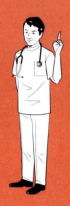

ここが大事！　糖尿病制度の real point
1. 非専門医に読まれるべき，ガイドラインを整備すべき
2. 新薬は飛びつかず，2年寝かせろ
3. 添付文書改訂の壁は，ポリファーマシーの遠因
4. CDE等の人を育て，糖尿病関連加算も活用する
5. 高齢者の「原則禁忌」には，例外あり
6. 施設向け「初期治療ガイドライン」を活用ください

1. 非専門医に読まれるべき，ガイドラインを整備すべき

岩田　ここでもう一度「高齢者」「糖尿病」というキーワードで，大事な点をおさらいしたいと思います．

髙瀬　在宅医として生活を支える視点でいいますと，大事なのは「安全性の担保」ですね．認知症の患者では薬が多ければ多いほど「誤薬の問題」があり，「ポリファーマシーの問題」もあります．薬の服用回数や注射の回数を少なくするとか，介護保険制度のなかで，現場の看護師らがきちんと履行できるシステムづくりが必要です．インスリン4回打ちだと，現実的にムリなんです．

岩田　バイオロジカル的には妥当でも，リアルライフではできないわけですね．高齢の方になると，手のdexterity（器用さ）がだんだん失われていくのと，もちろんneuropathy（末梢神経障害）があって，眼の問題もあります．それ以外に高齢者に役立つインスリン指導はありますか？

岩岡　今は使い捨てのインスリン注射の押す力が軽くなった注射器が登場したので，だいぶ押しやすくなったと思います．指の力が弱かったり，変形したりすると，そもそも押せない．そうした患者にはイノレット30R注®というタイマーのように回す注射器を使うこともあります．

栗林　教育病床から退院した患者で，一見するとインスリン注射ができているようにみえるですが，家族に確認すると「注射針をSMBGと間違えて手に刺そうとするんです」というんです．認知症が重度でなくても高齢者では注射は結構ネックですね．それから服薬管理も同居する家族がいないと厳しいです．本人が行うインスリンを中止か回数を極力減らし，週1回のGLP-1受容体作動薬を利用して家族に土日にお願いする場合もありますが，家族が近くにいなくてうまくいかない場合もあります．

髙瀬　在宅医療の現場でも，インスリンはできるだけゼロにしていき，DPP-4阻害薬（週1回）に移行して，加えて食事療法などの環境整備を行いますね．

岩田　お話を伺っていると，在宅医と病院専門医の連携のような「ニーズの掘り下げ」が必要になってくるように思うのですが…．

髙瀬　今までの病診連携とだいぶ深さが違ってくると思います．私はよく

「懐の深い病診連携の時代がまもなく始まる」

といっています．上白糖の話のように，患者や家族の情報が病院の先生方にも地域からフィードバックされる，といった多重性のあるアプローチができれば，だいぶ違ってくると思います．

岩田　ただ看護師やケアマネジャーの皆さんも，病院の専門医にフィードバックするにはまだ壁が高いというか，なかなかしづらいところがありますね．

髙瀬　1つは，チーム・モニタリングというやり方があります．特に糖尿病診療においては，その患者の状況を在宅医だけでなく，訪問看護師，薬剤師，ケアマネジャー，家族等がモニターしながら情報連携して，医師や医療者に届くシステム（関係性）を考える必要があると思いますが…．

岩田　2025年問題など，今後団塊の世代が高齢化してゆき，また療養病床も廃止され，地域のプライマリ・ケアや在宅医療にシフトしていくなかで，チーム医療は切実な問題ですね．

髙瀬　医療費負担の対策も含め，厚労省もそこへ誘導してゆこうとしています．

岩田　となると，専門医が作成するガイドラインも，多くのプライマリ・ケア医や在宅医に読まれる内容にしなければいけないと思うのですが…．

岩岡　日本糖尿病学会（JDS）のガイドラインについては，高齢化と認知症などの問題を考慮したポリシーきちんと示すべきですね．具体的には，低血糖を起こさない

糖尿病薬の推奨や心血管イベントを減らす薬とか，エビデンスのあるものから使用する指針を出すべきと思います．

国立国際医療研究センターが中心になって作成している『糖尿病標準診療マニュアル』（第14版より日本糖尿病・生活習慣病ヒューマンデータ学会 糖尿病標準診療マニュアル作成委員会作成）が，2018年9月に改訂されました[1]．そこでは，第一選択はメトホルミン，第二選択はDPP-4阻害薬か，SU薬を使うならグリクラジド（グリミクロン®）少量など，第三選択は…という指針が明示されています．本来ならば，JDSがそういう指針を発表すべきなのに，そこがないので全国的な動きとならないのです．

2．新薬は飛びつかず，2年寝かせろ

岩田 なぜ出さないんでしょう…．

岩岡 COI（利益相反）だと思うんですが…．いまだに「糖尿病薬はどれでも第一選択になりうる」といっているのですから．

岩田 先日も糖尿病関連のシンポジウムに参加したのですが，1人を除いて（これは僕ですが），シンポジスト全員が新薬を推奨されるんですね．「新しい薬はこんなにすばらしい」とあの手この手でいわれる．

髙瀬 在宅の現場からすると，服薬回数の少ない新薬は魅力の1つではあります．

岩岡 回数が少ないのは新薬の利点ですが，安全性や有効性という意味ではエビデンスが不十分です．家庭医の藤沼康樹先生が，

「新薬は2年寝かせろ」

と私との対談で仰っていました[2]．そもそも第三相試験では，腎機能も肝機能も目も良好で，かつ他の薬は一切飲んでない治験者でトライアルするわけです．糖尿病診療のリアルワールドの世界では，そんな患者はいませんし，どれだけ有効かなんてわからないんです．

岩田 このことは抗菌薬でもよくある話で，マーケットに出てからいろいろな副作用が出ます．例えば，ガチフロキサシンも服用すると高血糖・低血糖が生じるので消えてしまいました．あの薬も発売当初は何にでも効く抗菌薬で，1日1回の服用でOKといわれたものです．「新薬飛びつき」という現象は，糖尿病界では激しいよ

うに思います．

岩岡 新薬でいえば，2週間のしばり（14日を限度とする投与制限）があっても，それは1年間だけで，誰でも使えてしまいます．やはり新薬はある一定期間は専門医のみとするとか，あるいはエッセンシャルドラッグを100種類定め，「一般医は100種類は使用してもいいが，特別な循環器薬や抗がん薬は専門医しか処方してはいけない」というふうにしてもいいと思うんです．ニュージーランドではそうしていますね．

　私は専門医ですが，新薬は慎重に使うようにしています．リアルワールドのデータが蓄積しないと，副作用の問題が出てきます．SGLT2阻害薬もいい薬なんですが，やはり適応をよく考えて処方しないと，まだ発売されて4年ぐらいの薬ですから．それと日本の場合，薬の種類がありすぎるんです．グローバルだとSGLT2阻害薬は3つですが，日本だと6種類もあります．しかも1つの薬を2社が製造していたりします．

岩田 薬にはリスクとベネフィットがあって，当然リスクのない薬はあり得ず，両方ひとしくみないといけないんですけど，新薬になると「万歳！」みたいな感じがあって，大本営発表みたいなバラ色の話ばかりとなってしまうのですね．

岩岡 一方，エッセンシャルドラッグの薬価がどんどん下がってしまうので，製薬会社が儲からない．だから新薬を開発する．逆にメトホルミンなどの必須な薬は薬価を維持したほうがいいんです．新しくて高い薬を早く使ってもらえば利益になるから，製薬会社もそちらを宣伝したい．そうした構造があると思います．

3．添付文書改訂の壁は，ポリファーマシーの遠因

岩田 行政面の問題として，古い薬の扱いは深刻でオイグルコン®の話もありましたが，一度添付文書がつくられてしまうとなかなか改訂されません．新しいエビデンスが出ても古いまま．それと，古い薬は安い薬になってしまうという「薬価の問題」もあります．2年に1回一律に薬価が下がる現在の仕組みでは，製薬会社もやりきれないところがあると思います．やはりエビデンスの高いメトホルミンなどは薬価を据え置くべきでしょうね．でも僕がアメリカから帰ってきた頃は，メトホルミンは使える量が少なくて「使いづらい薬だな」と思ったことがあります．

岩岡 ずっと750 mgしか使えなくて，ようやく2010年に2,025 mgまで使えるようになりました．

栗林　薬価が安すぎて治験ができなかったんです．添付文書を改訂するには臨床治験が必要ですから．

岩田　クラビット®という抗菌薬は，発売当初は 300 mg（分 3）で，それだと「あまり効かないのですが，副作用がなくていい」というわけのわからないロジックでしたが，添付文書が改訂されて，500 mg 1 日 1 回という薬理学的（PK–PD）に正しい処方となりました．でもジェネリックはもとのままなのです．薬理学的に正しくなかったので臨床治験を経て添付文書が改訂されたわけですが，ジェネリックは対象外なのです．学会の COI の問題と薬事行政の問題を変えていただかないと，ポリファーマシーの問題も改善されないように思うのです．

岩岡　それと SU 薬，オイグルコンを使ってはいけないといくら講演でいっても，添付文書には「1 日最高投与量 10 mg」とあり，添付文書に明記されている以上使えてしまうわけです．レセプト審査でオイグルコンを処方している先生をみつけても，切れないのです．薬剤師さん相手に講演すると

　　「なぜオイグルコンを発売中止にしないのですか？」

と逆に質問されます．

岩田　「添付文書に書いてあることは正しい」という前提は動かせないので，薬剤師さんも気の毒ですね．PMDA（医薬品医療機器総合機構）が添付文書の元締めですが，PMDA に添付文書の改訂を要求できるのは，じつは製薬会社だけなんです．医師や学会が「この添付文書が間違っているからなおしてくれ」と要求する権利はなくて，あくまでも製薬会社を通じてなんです．一方，製薬会社にしてみれば，改訂の面倒くさい作業はしたくないわけで，「この薬は発売中止にしてもいい」なんていえない．薬事法の改訂は製薬会社目線ですから，そこを変えないといけないと思います．

4．CDE 等の人を育て，糖尿病関連加算も活用する

岩田　糖尿病診療は薬物療法に加えて，生活療法も大切という話がありました．そのほか足の診察とか，とにかくみなければいけないところがたくさんありますね．

髙瀬　僕なんかは，どんな患者も靴下を脱いでもらって足をみます．

栗林　糖尿病療養指導士（CDE）の存在も大切ですね．患者が外来に来たときは体

組成計を用意し，体組成は素足にならないと測れないので，そのとき CDE が足を観察するのです．足病変が早期に発見できます．

岩岡　全国レベルの CDE は，薬剤師，看護師，管理栄養士，臨床検査技師，理学療法士などが認定試験を取得する資格で，CDEJ（日本糖尿病療養指導士）といいます．でもこの資格は所属医院に専門医がいるとか，500 時間以上の指導実績とか，認定試験のハードルが高いのです．でも栗林先生の場合は，ローカルな視点で CDE を養成されています．

栗林　千葉県では Local な CDE は 1,300 名ほどになりました．正式には，千葉県糖尿病療養指導士/支援士（CDE-Chiba：Certified Diabetes Educator/Encourager of Chiba）といいます．1 種，2 種，3 種とあって，1 種の方は CDEJ になれる資格を有しており，CDE-Chiba のうち 8 割は 1 種です．糖尿病療養指導士の資格を取っても保険点数に反映されませんので経済的な利点はないのですが，このような取り組みは診療のレベルを上げますし，CDE がいてくれると患者の情報が把握しやすくなるというメリットもあります．

岩田　糖尿病の周辺ケアで，保険点数があるものにはどのようなものがありますか？

栗林　1 つはフットケアです．それから栄養指導，糖尿病透析予防管理指導（医者・看護師・栄養士による），在宅療養指導管理料です（表 1）．

岩岡　糖尿病透析予防管理指導は 2012 年より開始され，糖尿病腎症の 2 期，3 期を中心に行っています．それまで人工透析の導入数はずっと増えていたのですが，ここ数年横ばいです．医療費に占める人工透析費は 42 兆円のうち，1.6 兆円です．厚労省としても，そこを何とかしたいという方針です．

岩田　今後，糖尿病腎症などの合併症は減る傾向にありますか？

栗林　少しずつですが減っていくと思いますね．

岩田　糖尿病患者の発症自体はいかがでしょう．

栗林　発症そのものは，糖尿病診療と直接関係する要因ではなく，長年の生活の結果ですので，なかなか減らないと思います．

岩田　morbidity（罹患率）は減っているけれど，発症は減らない．

岩岡　糖尿病網膜症については HbA1c 値が大事で，糖尿病腎症も血圧と血糖値である程度コントロールできて，心血管疾患はスタチンと ACEI/ARB のおかげでかなり減ったと思います．

岩田　心筋梗塞は劇的に減りましたよね[3]．

栗林　厚労省も糖尿病性重症化腎症予防プログラムをスタートしました．透析患者は

31万人を超え，糖尿病腎症は新規透析導入の4割以上を占めています．各地域の医師会で取り組むこととなっており，千葉県でも講習会などを開催しています．

髙瀬 在宅診療では，糖尿病に特化した診療報酬はありません．

表1 糖尿病（高齢者関連）診療報酬

年	項目	改定内容
1981	自己注射指導管理料 （インスリン製剤，成長ホルモン剤）	
1986	在宅自己注射指導管理料	
1992	在宅療養指導料	
2000	生活習慣病管理料	療養計画書に下記の記載欄を追加 ・糖尿病の患者については血糖値とHbA1cを必ず記載する ・特定健診，保健指導を実施する保険者の依頼に応じて情報提供する
2008	糖尿病合併症管理料	施設基準における常勤配置の緩和 ・医師：週3日以上かつ週24時間以上勤務の非常勤職員を複数組み合わせて常勤換算可 ・看護師：（同上）
2008	生活習慣病管理料 （自己測定血糖値指導加算）	
2012	糖尿病透析予防指導管理料	新設のオンライン診療科とオンライン医学管理料の対象
2014	地域包括診療料・加算	地域包括診療料1・2と加算1・2の緩和 ・服薬管理等，医師の指示を受けた看護師等による全医療機関と処方箋の把握可
2016	糖尿病透析予防指導管理料 （腎不全期患者指導加算 →高度腎機能障害患者指導加算）	名称変更，算定対象拡大 ・新名称は「高度腎機能障害患者指導加算」
2018	オンライン診療料・オンライン医学管理料	当該管理に係る初診から6カ月以上経過し，以下を算定している患者で算定可（ただし初診から3カ月の間は，毎月同一の医師による対面診療を行っている場合に限る） ・糖尿病透析予防指導管理料 ・地域包括診療料 ・生活習慣病管理料　など

5．高齢者の「原則禁忌」には，例外あり

岩田 それともう 1 つお聞きしたいのは，高齢者の定義です．昔は 65 歳以上，後期高齢者は 75 歳以上，でも今は 85 歳でも余命 10 年は十分あり得るわけです．例えば，85 歳以上で発症した糖尿病腎症の場合，eGFR 50 mL/min 未満の方も多くなると思います．そのような場合，どのような薬が適切でしょう…．

岩岡 本書では，「75 歳（原則）までは，禁忌でなければメトホルミン」（8 章参照）と解説していますが，75 歳と規定しているのは JDS だけで，ADA（米国糖尿病協会）は年齢では区切ってはいません．私は腎機能さえ問題なければ，メトホルミンを処方してもいいと思います．ただし，eGFR 30 mL/min 未満なら禁忌ですね．80 歳を過ぎても問題はないと思います．しかし 85 歳くらいで「腎機能に問題あり」でしたら，DPP-4 阻害薬ですね．エビデンスからは総死亡も下げないことも指摘されており，「DPP-4 阻害薬の時代は終わった」といわれる方もいますが，副作用は少ないですね．

岩田 85 歳を過ぎた高齢者にそもそも総死亡をアウトカムの目標にすること自体に無理があります．

岩岡 もっといえば，85 歳で「高血糖で何がいけないのか…」という考え方もあるわけです．易感染性と HHS（高浸透圧高血糖症候群）のリスクはありますが，それは血糖値 400〜500 の世界ですから，HA1c 9％とか，血糖値 200〜300 でしたら，何も使わなくてもいい設定だともいえます．

岩田 80 歳を過ぎて，急に食生活を変えろといわれても無理ですよね．人生 80 年のライフスタイルはなかなか変えるのは難しい．今後は，もっと早い段階でのライフスタイル介入（生活指導）が求められるのでしょうね．

岩岡 それと平均寿命と平均余命の問題をよく若手の先生方も勘違いするのですが，日本人の平均寿命を男性 80 歳，女性 88 歳としたら，80 歳まで生きた方の平均余命というのはあと十数年あるんですね．同じ 80 歳でもそこで寿命を全うする人と，そこをクリアした人ではだいぶ違うし，80 歳だけど車いすの人だと，これもまた違う．

栗林 80 歳でもメトホルミンを使っている人は結構多いです．15 年くらい前の話で，65 歳の患者に軽い薬にしましょうということでメトホルミンを処方したら，隣の薬局から「医学的には 65 歳以上は原則禁忌なんです」といわれたことがあります（笑）．

岩田　高齢者の禁忌という概念は本当に難しいです．

栗林　「原則禁忌」で事故が起きたら医者の責任になってしまうわけです．法律上の問題として，使いたいけど使えないジレンマもあります．

岩岡　75歳までメトホルミンというのも，決してエビデンスベースドの話ではありません．要は腎機能さえチェックしていれば問題はないと思います．

髙瀬　eGFR 30 mL/min 未満の場合は，何を使いますか？

栗林　DPP-4 阻害薬は腎不全でも使えますね．薬剤によってそのままの分量でもいいですし，多くは量を半減するなどして用いればよいかと思います．SU 薬はダメですね．

岩田　お金の問題はいかがでしょう．

栗林　高齢者でもお金がない人が多いです．国民年金の平均支給月額が 5 万 5,000 円だそうです．そういう高齢者はそもそも施設に入所できない．となると，子どもさんの世代が医療費を負担しなければなりません．

岩岡　年金生活の人は大変ですね．70 代は腎機能もよくメトホルミンだけを処方していても，70 台半ばになり HbA1c 10% になったので，DPP-4 阻害薬を入れようとしたら 2 割負担で月 2,000 円の支払いでもお金が厳しくて，メトホルミン継続か，SU 薬を少量だけ入れるかの選択しかない方もいました．

岩田　国民皆保険といっておきながらも，じつは所得に応じて受けられる医療に差が生じてしまうのですね．先日も関節リウマチの患者をみていて，バイオ（生物学的製剤）が高くて使えなくて，指がかなり変形している患者さんなのに，セカンドライン，サードラインの薬しか使えないのです．

岩岡　藤沼先生と対談したときも，医療も「松・竹・梅のサービスになりつつある」といわれていましたね．

岩田　昔はそれでも「ファーストクラス」「ビジネスクラス」「エコノミークラス」のような違いはあっても，

アウトカムの行き先（ゴール）は同じでしたが，この頃は，行き先も変わってきているような気がします．

でも逆の視点でいえば，「いかにお金をかけずに質の高い医療をすべきか」が大事になってくると思います．医療に関してはコストパフォーマンス，コストエフェクティブな議論がされていなくて，「いいことにお金をかけることは当たり前」み

たいな思い込みが医療者側にあるのですが,「5万円かけてこのアウトカムなら,300円でやや質は落ちるけど,結果はトントンじゃないか」という発想もあり得るわけです.

栗林 SGLT2阻害薬もDPP-4阻害薬も薬価が下がっていますし,量も半分でも効く人は効きます.DOAC(direct oral anti coagulants)なんて薬価がかなり高いですね.

岩田 値段格差がありすぎて,それならワーファリンでいいじゃん,って話です.患者の価値観の違いもあって,ちょっとの違いだけど,「それでも受けたいから5万円払います」という人もいれば,「これだけの違いなら300円でえぇわ」という人もいます.

栗林 アルツハイマーの薬も高いですね.しかも効かない.

岩岡 フランスはエビデンスがないからと認知症薬を保険適応から外したそうです.今思いだしましたが,

糖尿病では禁忌の抗精神病薬が結構多い

のです.ジプレキサ®,セロクエル®とか4〜5薬あって,すごい高血糖を起こしてしまいます(**表2**)[4].その機序はインスリン分泌を抑制するといわれていて,第二世代の抗精神病薬の禁忌が多くて,第一世代の抗精神病薬もリスクがあるという先生もいらっしゃいます.これらの薬でDKA(糖尿病ケトアシドーシス)を発症して運ばれてくる方もいます.エビリファイ®も慎重投与が必要です.

6. 施設向け「初期治療ガイドライン」を活用ください

岩田 では,介護老人保健施設(老健)や有料老人ホームにおける血糖管理はいかがでしょう.老健の施設長のポストは,どちらかというとなりたくてなったというよりは,キャリア上の紆余曲折があって「人生のあがり」みたいな感じでなられる方も多く,バックグラウンドがバラバラで,感染症や血糖管理も苦手の方も多いと思うのですが….

髙瀬 老健に入る薬局や,看護師も残念ながらモチベーションがあまり感じられないスタッフさんがいますね.とはいえ,薬局の薬剤師にがんばってもらうのも一案です.例えば,老健はまるめ(定額性)の算定なので,薬も検査も少ないほど経営上いいわけです.いかに効率よく,コストパフォーマンスを意識して治療やケアをす

表2 第二世代抗精神病薬のわが国における取り扱い［文献4）岩岡秀明，栗林伸一（編著）：ここが知りたい！糖尿病診療ハンドブック Ver.3. 中外医学社，2017, p342. より］

一般名	商品名	糖尿病患者などへの投与への取り扱い		剤　形
		禁　忌	慎重投与	
リスペリドン	リスパダール®		糖尿病または既往歴を有する患者，あるいは糖尿病の家族歴，高血糖，肥満などの糖尿病の危険因子を有する患者	錠剤 内服液
オランザピン	ジプレキサ®	糖尿病，その既往歴のある患者	糖尿病の家族歴，高血糖，肥満などの糖尿病の危険因子を有する患者	錠剤 OD液
クエチアピン	セロクエル®	糖尿病，その既往歴のある患者	糖尿病の家族歴，高血糖，肥満などの糖尿病の危険因子を有する患者	錠剤
ペロスピロン	ルーラン®		糖尿病または既往歴を有する患者，あるいは糖尿病の家族歴，高血糖，肥満などの糖尿病の危険因子を有する患者	錠剤
アリピプラゾール	エビリファイ®		糖尿病または既往歴を有する患者，あるいは糖尿病の家族歴，高血糖，肥満などの糖尿病の危険因子を有する患者	錠剤

るかというのは面白いチャレンジともいえます．これから入院病床から高齢者施設に認知症や独居老人がどっと流れ込みますから，しっかりと受け止める仕組みづくりが不可欠です．

岩田　アメリカではナーシングホームがありますが，質の担保が問題でして，薬の使い方がデタラメだったりします．日本でも一番耐性菌をつくってしまっているのは老健といわれています．感染症でも，老健に特化したガイドラインがないので，施設長は見よう見まねで取り組むしかないようです．

岩岡　『高齢者のための感染症診療』[5]では，髙山義浩先生が「介護老人保健施設に提案した感染症初期治療のガイドライン」を紹介されていますね．

岩田　抗菌薬のこと，よく聞かれるんです．以前義父が老健の施設長になったとき，何を打ったらいいかわからないから教えてくれって….

岩岡 糖尿病薬も同じです．本書でも老健だけでなく，有料老人ホームも含めた本書オリジナルの「高齢者施設の糖尿病初期治療ガイドライン」（**表3**）を紹介してはいかがでしょう．

髙瀬 糖尿病版（血糖管理）をつくりましょう．それとサ高住（サービス付高齢者向け住宅）とか，グループホームになると，看護師がいなかったりもします．グループホームはインスリン注射がダメなんです．

栗林 1型糖尿病の高齢者をどうするのか，という問題です．

髙瀬 また，特に糖尿病高齢患者は免疫力が落ちて，感染症に対する配慮も必要ですね．ワクチンを使った予防的対応も重要だと思いますが…．

岩田 まず，免疫抑制のある方は一定のワクチンが打てない場合があります．特に生ワクチンといって，ワクチンそのものがウイルスである場合です．ただ，糖尿病の免疫抑制って，わりとソフトな免疫抑制で，血液の造血幹細胞移植とかAIDSとかみたいなボロボロに免疫がこぼれちゃうわけではないんですね．ですので，HbA1cが高くても一般的にはワクチンの禁忌はない．むしろワクチンによって恩恵を受ける可能性が高いといわれています．肺炎球菌については，日本呼吸器学会が『成人肺炎診療ガイドライン2017』[6]を発表しています．子ども用のプレベナー®という効きは強いんだけど守備範囲が狭く，セロタイプ13種類．それとニューモバックス®といってセロタイプ23種類で，守備範囲は広いけど効きは悪い．これを両方使うというのが推奨です．65歳才以上が対象ですが，もっと若いうちに打ってもいいと思います．ただし，予防接種法の定期接種に入っているのが変な話で，プレベナーは大人に適応がないので自費診療です．ニューモバックスは5年区切りで65，70，75，80歳のときしか打てません．66〜69歳のあいだ，肺炎に罹患するかしないかは「座して待つしかない」わけです．僕の患者さんで，74歳で肺炎球菌の肺炎になった方がいましたが，これは厚労省のせいなんです．

岩岡 糖尿病患者の予防接種はとても大事ですね．

岩田 座談会も終盤となりましたので，教育の話を伺いたいと思います．糖尿病診療には，ポリファーマシー，認知症，合併症等の問題もあり，初学者が取り組むには敷居が高いような気がします．若手ドクターへの教育はどのようにされていますか？

岩岡 当院でも初期研修医と後期研修の先生方がときどき来るのですが，やはり外来がメインになりますね．外来を一緒にやってもらって，患者の診かた，つまりまずは患者の生活をよく聞き取ることの重要性を学んでもらいます．そしてやはり糖尿

表3 高齢者施設の糖尿病初期治療ガイドライン(本書オリジナル)

A) 内服による治療(軽症例)
随時血糖値 300 mgdl 未満,HbA1c 10%未満

初期治療	商品名	用法用量	特記事項
1) 禁忌でなければメトホルミン	メトグルコ®	250 mgを朝・夕1日2回 2週間後に増量(500 mgを1日2回)	**腎機能検査は必須(eGFR 30 ml/min 未満は禁忌)**,原則75歳まで
2) 禁忌の場合はDPP-4阻害薬	テネリア® トラゼンタ®	1錠を朝1日1回	腎機能低下があるときは,この2剤
3) α-GI	ベイスン® セイブル® グルコバイ®	朝・夕の食直前に1錠ずつ,1日2回	DPP-4阻害薬との併用も可能
4) SU薬	グリミクロン® (または)アマリール®	20 mgを朝1日1回 0.5 mgを朝1日1回	**あくまでも第四選択薬** オイグルコンは使用してはいけない!

B) 注射による治療(中等症例)
随時血糖値 300〜400 mg/dl,HbA1c 10〜12%かつ全身状態良好

初期治療	商品名	用法用量	特記事項
1) 持効型インスリン	ランタスXR®	朝(または夕)1日1回食直前皮下注射を,上記(A)の内服薬と併用する	
	(または)トレシーバ®	実測体重 0.1 U/kg から開始して2単位ずつ漸増する	
2) GLP-1受動態作動薬	トルリシティ®	週1回 皮下注射	血中CPR(Cペプチド)を測定しインスリン分泌能が保たれている場合,空腹時CPRが1.0 mg/mL以上

C) 早急に糖尿病専門医のいる病院に転送
随時血糖値 400 mg/dl 以上,HbA1c 12%以上または尿中ケトン体陽性.または,脱水,発熱,衰弱等,全身状態不良

病薬の選択の仕方です．若い先生は新しい薬を使いたがりますから．

栗林 糖尿病には得手不得手があります．ほかの疾患の場合は，医者が薬を処方するにしても手術するにしても医療者側の主導で行われますが，糖尿病の場合，服薬も食事療法も患者に守ってもらわないと成立しません．つまり患者の自発性を触発するようなアプローチなり提案ができるかどうかが大切です．そのためには患者の背景を聞き取る姿勢が何よりも必要でして，教えるとしたら，そこでしょうか．それとこれまで何度やってもコントロールがうまくできず，投げやりになっている患者もいますので，そこをくみ取る姿勢も大切ですね．

岩田 最後にメッセージをお願いします．

髙瀬 一度でいいので在宅医療の経験を積んでいただき，生活支援というものを実感してもらって，そのなかで糖尿病という医療を学んでもらえるとありがたいですね．

栗林 患者の生活面とか性格面も含めて，全人的にみないとできないのが糖尿病診療です．高齢者だからとひとまとめにすることはできませんが，また高齢者では病状がどんどん変わっていくので，家族のサポートも含め，「みる」姿勢と「準備しておく」姿勢が大事と思いますね．

岩岡 糖尿病という病気は一度罹患すると快癒はできないので，「入院・外来・在宅」等のステージでずっとみていかなくてはなりません．そして長い時間をかけて少しずつ状況が変わっていきます．合併症，感染症の知識も必要ですし，心臓・腎臓の問題もあります．今後まだまだ増えるでしょうから，本書を読んだ若手の先生方がこの道に進んでくれるとうれしいですね．

●引用文献

1) http://human-data.or.jp/pdf/DMmanual_14_180901.pdf．
2) 岩岡秀明（著）：プライマリ・ケア医のための糖尿病診療入門．日経 BP 社，2018．
3) 久松隆史，三浦克之：わが国における心疾患の死亡率・罹患率の動向．日本循環器病予防学会誌 VOL.53 No.1（2018.3）．
4) 岩岡秀明，栗林伸一（編著）：ここが知りたい！糖尿病診療ハンドブック Ver.3．中外医学社，2017．p342．
5) 岩田健太郎（監修・著），髙山義浩，馳 亮太（著）：高齢者のための感染症診察．丸善出版，2017．
6) https://www.jrs.or.jp/modules/guidelines/index.php?content_id=94．

あとがき

　敬愛する岩田健太郎先生から，定評ある『高齢者のための』シリーズの第3弾として『高齢者のための糖尿病診療』の執筆のお話をいただき，とてもありがたく思いました．すでに『高齢者のための感染症診療』を愛読していましたので，エッジの効いた明解な内容にとても感心していたからです．

　本書は少人数での執筆という趣旨をお伺いしましたので，直ぐに尊敬するお二人の先生にご執筆をお願いしました．外来診療は栗林伸一先生に，在宅診療は髙瀬義昌先生にお願いし，快諾していただきました．

　栗林先生は，地域に密着した糖尿病専門医で，1型糖尿病も含め多数の患者さんを診療されています．髙瀬先生は，在宅診療がご専門で，特に認知症の在宅診療では日本のトップランナーです．

　そして，感染症については岩田先生にお願いし，私たち4名での執筆といたしました．

　本シリーズの特徴でもあります執筆者4名での第3部の座談会は，忌憚の無い本音の内容で，臨床編（15章）も制度編（16章）も充実した座談会になったと自負しております．どうぞご参考にされてください．

　本書では，高齢者では「特殊化が必要なもの」「一般化が可能なもの」，それぞれを区別して論じております．本書が，高齢者のためのより良き糖尿病診療のお役に立てれば，とても嬉しく思います．

　最後になりますが，丸善出版株式会社企画・編集部の程田靖弘さんには，本書の企画段階から，座談会のセッティング，最終校正まで，とても迅速かつ丁寧な対応をいただきました．ここに厚く御礼申し上げます．

2019年1月

　　　　　　　　　　　　　　　船橋市立医療センター代謝内科　岩岡　秀明

索 引

■ あ行

アキレス腱反射 ……………………… 27
悪性疾患 …………………………… 90
悪性腫瘍 …………………………… 32
悪性新生物 ………………………… 106
アクティブライフ …………………… 98
アクトス® …………………………… 110
足壊疽 ……………………………… 30
足首/上腕血圧比（ABI） …………… 30
足白癬 ……………………………… 56
足病変 ……………………………… 56
アマリール® ………………………… 79
アルツハイマー型認知症 …………… 125
安全性の担保 ……………………… 158

易感染性 …………………………… 99
生きがい …………………………… 98
意識障害 …………………………… 48
医科-歯科連携 ……………………… 89
胃腸症状 …………………………… 77
医薬品医療機器総合機構（PMDA） … 162
医療経済的問題 …………………… 118
医療スタッフ ……………………… 122
医療費拡大解決策 ………………… 136
インスリン ……………… 44, 81, 115
　── 分泌の低下 ………………… 3, 8
　── を導入 ……………………… 66
　混合型 ── …………………… 82
　持効型 ── …………………… 81
　速効型 ── ………………… 75, 81
　中間型 ── …………………… 75
インスリン製剤 ……………………… 38

インスリン・アスパルト ……………… 82
インスリン治療 ……………………… 141
インスリン抵抗性 …………… 8, 32, 106
インスリン・デグルデク ……………… 82
インスリン様増殖因子（IGF） ……… 108
インスリン療法 ……………………… 110
インフルエンザワクチン …………… 105

ウォーミングアップ ………………… 92
うつ病 ………………………… 15, 28
運動 ………………………………… 91
　── 環境 ………………………… 96
　── の強度 ……………………… 94

栄養指導 ………………………… 163
栄養状態 ………………………… 70
栄養バランス ……………………… 86
エッセンシャルドラッグ …………… 161
エビリファイ® …………………… 167
炎症 …………………………… 108
炎症性疾患 ………………………… 90

老い ………………………………… 7
オイグルコン® ……………………… 79
オプジーボ® ……………………… 111
オランザピン® …………………… 132

■ か行

介護サービス ……………………… 132
介護者の負担軽減 ………………… 139
介護予防基本チェックリスト ……… 18
ガイドライン ……………………… 149

かかりつけ薬局	121	空腹時Cペプチド/空腹時血糖×100（CPI）	84
喀痰培養	101	クーリングダウン	92
下肢閉塞性動脈硬化症（ASO）	29	クエチアピン®	132
家族	132	クラリスロマイシン	104
——のサポート	171	グリクラジド	79
学会のCOI問題	162	グリコアルブミン（GA）	55
カテゴリー分類の見極めポイント	40	クリニカルインディケーター	155
癌	107	グリニド薬	38, 44, 80
——検診	33	グリベンクラミド	79
簡易測定	48	グリミクロン®	79
眼科の受診歴	51	グリメピリド	79
肝癌	32		
間欠性跛行	30	経口カルバペネム	104
緩徐進行型の1型糖尿病	90	経口第三世代セフェム	104
関節リウマチ	77	経腸栄養	72
感染症	30, 90, 106	軽度認知障害（MCI）	122, 125
重症度が高い——	101	血液培養	101
感染臓器	101	結核	100
肝臓癌	107	血管障害	106
冠動脈疾患	26	血管性認知症	125
		血中Cペプチド（CPR）	83
キーパーソン	122	血糖管理	90
記憶力	126	血糖降下薬による重症の低血糖	4
基礎-追加インスリン療法（BBT）	81	原因微生物	101
基本チェックリスト	60		
基本的ADL	38, 53	抗GAD抗体	50
——BADL	58	高インスリン血症	108
急性感染症	36, 156	後期高齢者	138
急性発症	102	口腔	
急に	103	——機能低下	8
教育入院	150	——ケア	13, 56
強化インスリン療法	142	——フレイル	8, 13, 19, 89
虚血性心疾患	71, 72, 106	高血圧	24
起立性低血圧	28	高血糖	108
筋肉量減少	3, 10	高次認知能力	14
筋力の低下	10, 19	甲状腺機能低下症	14
菌を治療しない，疾患を治療する	104	高浸透圧高血糖症候群（HHS）	36, 49, 67, 72, 156

抗精神病薬 *167*
 非定型 ── *132*
好中球遊走能 *99*
行動科学 *152*
行動変容 *144*
 患者の ── *152*
抗不安薬 *132*
高齢者の安全な薬物療法ガイドライン 2015
 .... *114*
高齢者の原則禁忌 *165*
高齢者施設の糖尿病初期治療ガイドライン
 .... *168, 169*
高齢者総合機能評価（CGA）............ *54, 58*
 ── 簡易版（CGA7）........................... *59*
高齢者糖尿病の血糖コントロール目標
 .... *37, 38, 113, 154*
高齢者糖尿病の特徴 *3*
誤嚥性肺炎 *13*
呼吸機能 *71, 72*
個人差が大きい *3*
コストエフェクティブ *166*
コストパフォーマンス *166*
骨強度は低下 *11*
骨粗鬆症 *11*
個別
 ── 的な対応 *90*
 ── に設定 *114*
誤薬の問題 *117, 158*
語呂合わせ *45*

■ さ行

在宅医療 *135, 143, 171*
在宅訪問診療 *138*
在宅療養空間の安定性 *153*
在宅療養指導管理 *163*
サプリメント *139*
サポーター *20*
サルコペニア *8, 9, 139*

── 対策 *97*
ジェネシャリスト問題 *157*
自覚的運動強度（RPE）.......................... *94*
時間 *102*
 ── 帯 *95*
子宮内膜癌 *107*
歯周炎 *100*
歯周病 *89*
 ── 対策 *13*
シスタチン C *56*
施設向け初期治療ガイドライン *167*
自然免疫 *99*
持続時間 *94*
シックデイ *4, 67*
 ── 対策 *118*
 ── ・ルール *79, 80*
死の質（QOD）...................................... *130*
ジプレキサ® *167*
脂肪肝 *109*
社会参加 *98*
社会的差異 *3*
周術期
 ── の管理 *70*
 ── の目標血糖値 *73*
重症低血糖 *15, 113, 130, 139*
 ── のリスク *14*
 ── のリスクがある薬剤 *38, 44*
重症度 *49*
柔軟運動 *93*
主観的疲労感 *19*
手段的 ADL *38, 53*
 ── IADL *58*
準備しておく姿勢 *171*
情報処理能力 *126*
食事指導 *87*
食事療法 *86, 150*
食道炎 *100*
シリンジ・ポンプ *68*

腎機能	*71, 72*
——の低下した患者	*115*
——の評価	*81*
神経因性膀胱	*28*
神経の病気	*28*
身体活動	*90, 91*
——療法	*91*
——力の維持	*87*
身体機能の低下	*10*
身体的影響	*117*
身長低下	*55*
腎の病気	*28*
心不全	*28*
新薬	
——飛びつき	*160*
——は2年寝かせろ	*160*
診療時の面談	*52*
膵炎	*77*
膵臓癌	*32, 107*
遂行機能	*14, 126*
推定糸球体濾過率（eGFR）	*25*
ステップダウン	*67*
ステロイド薬	*112*
スライディング・スケール法	*68*
スルホニル尿素薬（SU薬）	
	34, 44, 75, 79, 120
生活	
——活動	*91*
——を重視する	*144*
——指導	*165*
——療法	*150*
生活機能評価に関する基本チェックリスト	
	61
正常圧水頭症	*14*
精神的差異	*3*
セロクエル®	*167*
前頭側頭型認知症	*125*

専門医	*57*
総体内水分量	*70*
相対比較	*104*
装備	*97*
咀嚼機能の保持	*89*

■ **た行**

第二世代抗精神病薬	*168*
大血管症	*56*
体重減少	*19, 109*
体重歴	*49*
大腸癌	*32, 107*
体調管理	*97*
大腸内視鏡検査	*108, 109*
たこ	*56*
多職種連携	*123*
脱水	*71*
——症防止	*96*
食べる順番ダイエット	*88*
男性更年期	*20*
タンパク制限	*25*
チアゾリジン薬	*11, 80, 115, 149*
地域で取り組む「ケアと薬の最適化」	*151*
地域のがん専門病院	*111*
地域包括ケア	*143*
——システム	*136*
地域包括支援センター	*132*
地域包括診療料	*164*
地域連携	*123*
チーム・モニタリング	*143, 159*
千葉県糖尿病療養指導士／支援士（CDE-Chiba）	
	163
遅発性性腺機能低下症（LOH）	*20*
注意力	*126*
中心静脈栄養（IVH）	*72*

爪白癬 ……………………………………… 56

低血糖
 ―― 防止 …………………………………… 95
 ―― リスクがある薬剤 ………………… 5
 ―― を起こさない ……………………… 66
 意識されていない ―― ………………… 51
 隠れ ―― ………………………………… 51
低血糖昏睡 ……………………………………… 48
デュラグルチド ………………………………… 82
電解質 …………………………………………… 71
転倒リスク …………………………………… 140
添付文書 ………………………………… 161, 162
 ―― 改訂の壁 …………………………… 161

糖尿病
 ――（高齢者関連）診療報酬 ………… 164
 ―― が国民病 …………………………… 2
 ―― 合併症 ……………………………… 23
 ―― の3大合併症 ……………………… 23
糖尿病足感染 ………………………………… 100
糖尿病足病変 ………………………………… 99
糖尿病ケトアシドーシス（DKA）………… 83
糖尿病診療ミニマム …………………………… 54
糖尿病腎症 ……………………………………… 25
糖尿病性腎症重症化予防プログラム ……… 163
糖尿病性腎臓病（DKD）………………… 13, 25
糖尿病性認知症 ……………………………… 129
糖尿病透析予防管理指導 …………………… 163
糖尿病標準診療マニュアル ………………… 160
糖尿病網膜症 …………………………………… 24
糖尿病療養指導士（CDE）……… 30, 122, 162
トルリシティ® ………………………………… 82
トレシーバ® …………………………………… 154
貪食能 …………………………………………… 99

■ な行

治る認知症 …………………………………… 129
何が人を変えるのか…? ……………………… 152

肉体的差異 ……………………………………… 3
日常生活活動量の減少 ………………………… 19
日本糖尿病学会（JDS）…………………… 149
日本糖尿病療養指導士（CDEJ）………… 163
日本老年医学会（JGS）……………………… 40
ニューモバックス® ………………… 105, 170
尿中アルブミン排泄量（UAE）…………… 25
尿培養 ………………………………………… 101
尿路感染 ……………………………………… 100
人間ドック ……………………………………… 33
認知機能 ………………………………………… 38
 ―― の低下 ……………………………… 8
認知症 …………………………………… 14, 151
 ―― 対策 ………………………………… 97
 ―― の治療 …………………………… 132
 ―― 発症リスク ……………………… 124
 ―― をともなう行動・心理症状（BPSD）
  …………………………………………… 131

年齢÷10 ……………………………………… 156

脳血管障害（CVD）……………… 26, 29, 106

■ は行

肺炎球菌ワクチン …………………………… 105
廃用症候群 ……………………………………… 10
白癬症 …………………………………………… 30
バックグランドの相違 ……………………… 157
バランス運動 …………………………………… 93

非アルコール性脂肪肝炎（NASH）……… 109
ピオグリタゾン ……………………………… 110
ビグアナイド薬 ……………………………… 115

ビタミン群	90
ビタミン欠乏症	14
非典型	129
貧血の進行	109
頻度	95
フィジカルチェック	92
服装	97
腹部	
――CTスキャン	109
――エコー	33, 109
――超音波検査	108
服薬アドヒアランスの維持	139
服薬管理	
――五箇条	120
――の問題	117
服薬上のチェックポイント	140
服薬内容を整理	120
服用法	121
フットケア	163
懐の深い病診連携	159
プレアルブミン（TTR）	71
フレイル	8, 17, 19
――対策	97
口腔――	8, 13, 19, 89
社会的――	19
精神心理的――	19
プレ――	19
プレベナー®	105, 170
分枝鎖アミノ酸	90
平均余命	165
米国糖尿病協会（ADA）	149
米国内科学会（ACP）	35, 155
ベストの抗菌薬	104
変形性関節症	11
便潜血	109
ベンゾジアゼピン系	114
便通異常	109

膀胱癌	107
歩行速度の減弱	19
ポリファーマシー	115, 161
――の回避	44
――の脱却	119
――の問題	117, 158, 162

■ ま行

末梢動脈疾患（PAD）	29
慢性硬膜下血腫	14
慢性心不全	27
慢性腎不全	106
3つの掟	3
看取り場所の不足解消	136
ミニメンタルステート検査（MMSE）	
	60, 62, 127
みる姿勢	171
無自覚低血糖	28, 54
夜間の――	15
無症候性細菌尿	103
ムダ・ムリ・ムラをなくす	151, 152
目配り・気配り・心配り	153
メディカルチェック	92
メトホルミン	66, 76, 149
眼の病気	28
免疫チェックポイント阻害薬	111
目標設定の違い	157

■や行

薬剤アドヒアランス	90
薬剤管理	122
薬剤起因性老年症候群	141
薬剤の味や剤形	121
薬事行政の問題	162
薬物有害事象	140
薬価の問題	161
有酸素運動	93

■ら行

ライゾデグ®	82
ライフスタイル介入	165
リフィーディング症候群	73
臨床目標	155
レガシー効果	36
レジスタンス運動	93
レビー小体型認知症	125
老年症候群	8, 16
ロコチェック	12
ロコモティブシンドローム	8, 11
──対策	97

■わ行

若手ドクターへの教育	170
ワクチンを使った予防的対応	170

欧文

■A～G

ABI	30
ACCORD 試験	154
ACP	35, 155
──と ADA の見解の相違	156, 157
ACP 2018	36
ADA	149
ADL	38
advance care planning	157
α-GI	77, 78
ASO	29
BADL	58
basal-bolus therapy（BBT）	81
BBT	81
behavioral and psychological symptoms of dementia（BPSD）	131
behavioral science	152
BIA 法	10
BPSD	131
──治療アルゴリズム	132
CDE	30, 162
CDE-Chiba	163
CDEJ	163
cerebrovascular disease（CVD）	29
certified diabetes educator（CDE）	30
Certified Diabetes Educator/Encourager of Chiba（CDE-Chiba）	163
CGA	54, 58
CGA7	59
CGM	154
CKD 対策	25
comprehensive geriatric assessment（CGA）	54, 58
C-peptide index（CPI）	84

CPI	84
CPR	83
CVD	29
C-ペプチド	50
DASC-21	127
Dementia Assessment Sheet for Communitybased Integrated Care System-21 items（DASC-21）	127
diabetic foot	99
—— infection	100
diabetic ketoacidosis（DKA）	83
diabetic kidney disease（DKD）	13, 25
diabetic nephropathy	25
diabetic retinopathy	24
direct oral anti coagulants（DOAC）	167
DKA	83
DKD	13, 25
DOAC	167
DPP-4 阻害薬	66, 77, 130, 149
——（週 1 回）	159
DSM-5	128
DXA 法	10
eGFR	25, 56
FGM	54
Flash Glucose Monitoring（FGM）	54
Fontaine 分類	30
frail	17
frailty	8
FreeStyle リブレ Pro®	54, 154
GA	55
geriatric syndrome	8
GLP-1 受容体作動薬	66, 82, 130, 149, 159

■ H〜N

Hasegawa's Dementia Scale-Revised（HDS-R）	127
HbA1c	38, 113, 154
—— 値の目安	155
—— と血糖値の解離	69
HDS-R	127
HHS	37, 49, 67, 72, 156
hyperosmolar hyperglycemic syndrome（HHS）	36, 67, 72
IADL	58
ICD-10	127, 128
IGF	108
innate immunity	99
insulin-like growth factors（IGF）	108
IVH	72
JDS	149
Kumamoto スタディ	37
locomotive syndrome	8, 11
LOH	20
MCI	122
mild cognitive impairment（MCI）	122, 125
Mini-Mental State Examination（MMSE）	60, 62, 127
MMSE	60, 62, 127
NASH	109
Na 保持能力が低下	70
NIA-AA	128
non-alcoholic steatohepatitis（NASH）	109

■O〜Z

PAD ······ 29
peripheral arterial disease（PAD）······ 29
PMDA ······ 162
polypharmacy ······ 115

QOD ······ 130, 155
QOL の維持向上 ······ 130
quality of death（QOD）······ 155

ratings of perceived exertion（RPE）······ 94
refeeding syndrome ······ 73
RPE ······ 94

sarcopenia ······ 8
SGLT2 阻害薬 ······ 80, 115, 149
simple is best ······ 151
SU 薬 ······ 38, 44, 75, 79, 120

TTR ······ 71

UAE ······ 25
UKPDS ······ 36

1,5AG ······ 55
1 型糖尿病 ······ 51
2025 年問題 ······ 135, 159
8050 問題 ······ 151

高齢者のための糖尿病診療

平成31年2月25日　発　行

著作者　岩岡秀明・栗林伸一
　　　　髙瀬義昌・岩田健太郎

監修者　岩　田　健　太　郎

発行者　池　田　和　博

発行所　丸善出版株式会社
　　　　〒101-0051　東京都千代田区神田神保町二丁目17番
　　　　編集：電話（03）3512-3262／FAX（03）3512-3272
　　　　営業：電話（03）3512-3256／FAX（03）3512-3270
　　　　https://www.maruzen-publishing.co.jp

© Hideaki Iwaoka, Nobuichi Kuribayashi, Yoshimasa Takase,
Kentaro Iwata, 2019

組版印刷・株式会社 真興社／製本・株式会社 松岳社

ISBN 978-4-621-30367-2　C 3047　　　　Printed in Japan

JCOPY　〈（社）出版者著作権管理機構　委託出版物〉

本書の無断複写は著作権法上での例外を除き禁じられています．複写される場合は，そのつど事前に，（社）出版者著作権管理機構（電話 03-5244-5088, FAX 03-5244-5089, e-mail：info@jcopy.or.jp）の許諾を得てください．